针道

极简针灸视域下的生命秘密

左常波 著

YNK
云南科技出版社

·昆 明·

果麦文化 出品 | GUOMAI

这一年过得飞快，就像一个匆忙赶路的人，一脚踢到一块叫"岁末"的石头，惊了一下，驻足，回头看看走过的路，看看一路的过眼云烟。

此时正有冬日的暖阳倾泻而下，这个南方安静的下午，我在阳台的躺椅上小憩，恍惚之间眼神迷离，有一种莫名的情绪氤氲生起。

2019 年末，我做了个决定，讲完最后一堂课，就不再讲了。我已讲了近 20 年的课了，我想，还是停一停吧。也好，每个月工作 10 天，余下的时间都留给自己。于是，生活，一下子变得辽阔无比，绵长丰盈。

真正停下来的是 2022 年，当时我在上海，这个时候才发现，其实一个人真正需要的不是大把的时间，而是自由自在。好在身边有书，可以在阅读中思考，可以想象自己在满天星光下驰骋万里。

2022 年，我陆续听到朋友们不好的消息，甚至有的不在了。我就特别怀念好酒，还有雪茄。此刻，还有一种特别温暖的东西，就是回忆。我还请名家刻了一枚闲章：回念壮游多契阔。

在此之前，我们习惯了一路奔跑，身边的人都在跑，没有人停下来，或者没有人敢停下来。其实有些时候，我们根本找不到奔跑的理由，当然也找不到停下来的理由，所以我们一路向前，总是不切实际地处理实际问题。但是现在我知道了，停下来不需要理由，停下来本身就是理由。这个时候，我想起王小波的一句话：我来这个世界，不是为了繁衍后代，而是来看花怎么开，水怎么流，太阳怎么升起，夕阳何时落下。我活在世上，无非想要明白些道理，遇见些有趣的事，生命是一场偶然，我在其中寻找因果。

接下来就是2023年。这一年遇到一群喜欢读书、思考、追寻意义的人。讲了三期"极简针灸课"，展现了祛魅化的针灸，简单而又丰富，简约而又深刻，尽显优雅和有趣。

还创办了一期"针灸私塾"，围绕针道源流品、见地证量品、针技阐幽品、刺血精义品、解结柔筋品、微针气化品、微妙治神品、丹道法程品、临证决疑品、接引修真品等内容，次第展开。参与私塾的每个人都是一颗星星，都有自己的光芒，可以照亮周围的星星，而所有的星星也会互相照亮。所谓：光光相映，相摄无碍。

印象最深刻的，是今年12月16日晚在大理，讲完私塾第三讲后，3位极具才华的音乐人，为大家即兴呈现了一场音乐盛宴，让我感动莫名。

当星光流入了音乐，
当音乐点燃了篝火，
当篝火暖了心窝，

当心里住了你我，

坚硬而柔软的你呀，

柔软而坚硬的我呀，

一起相拥泪流成河……

　　我一直坚信，在世界的某个地方，有一座属于我的坛城，一个隐秘的香巴拉，一个圣域秘境。或许，就在这个世界的尽头。我一直在寻找。

　　此刻，我站在 2023 岁末，听到这个时代的上空，九紫离火如天雷般滚滚而来，势不可挡。我祝福身边每一个人，眼神清澈，心里有光，光而不耀，信而不期。

　　而我，在这片天空下，深藏若虚，方寸湛然。我心里有你们，你们也找得到我。

常波于虬翠山房

2023 年 12 月 30 日

导读

呈现在大家面前的这本书，并非严格意义上的针灸专著，它是一本针灸通识读物，不讲阴阳五行，不讲藏象经络，以重新认知身体为起点谈针灸。

作为一位临床医生，我一直以针灸学者自居，同时，我认为，自己是一个特立独行的中医人，游玩于学院，行走于江湖，最终的愿望是归隐于山林。曾经 20 多年的讲课文稿，整理了近 200 万字，放了很久，迟迟未敢出书。

2023 年 3 月，在朋友的鼓励下，我为一群酷爱思考、喜欢追寻意义的人，做了一场讲座——"针灸视域下的身心解读"，大受欢迎，后来促成了"极简针灸"的课程。在这门课上，我放下《黄帝内经》传统的语境系统，另辟蹊径，从认知身体的角度分享了我对针灸的研究成果，你也可以理解为，我以针灸的视角重新解读身心的奥秘。这对我是一个全新的尝试，没想到受到了大家的热烈回应，这给我带来了意外惊喜。

这部书稿，就是在这堂课程的基础上略加润色而成。所以，请大家别用纯粹专业的眼光去审视它，权且作为针灸通识意义上的一个实验性读本去看待吧！

提炼一下此书的书眼，一言以蔽之：祛魅化的极简针灸，简单而又丰富，简约而又深刻，充满理性和确定性，尽显针灸之优雅、温暖和有趣。窃以为，此颇与《灵枢》经旨相合："夫善用针者，取其疾也，犹拔刺也，犹雪污也，犹解结也，犹决闭也。疾虽久，犹可毕也。言不可治者，未得其术也。"

极简针灸虽是我独辟蹊径提出，但此中内容其实亦遥承《黄帝内经》原旨大义。特别是"以针演道"的针灸理念，是我在丹道修炼体系指导下探索的针灸新领域，以任督二脉一气周流为圭臬，以精、气、神转化为宗旨，以"三调"（调气、调血、调经筋）、"一治"（微针治神）、"一通关"（解膜通关针法）等五种技法为手段，一步步演绎丹道修炼的前行、正行功夫，颇契合《素问·刺法论》所言："是故刺法有全神养真之旨，亦法有修真之道，非治疾也。故要修养和神也，道贵常存，补神固根，精气不散，神守不分，然即神守而虽不去，亦全真，人神不守，非达至真，至真之要，在乎天玄，神守天息，复入本元，命曰归宗。"

若以此书为起点，读者诸君重读《黄帝内经》，会发现针灸元典的每一个字、每一句话，竟以全新的方式鲜活生动起来，进而对针道有进一步的领悟，对生命有更深刻的认识，明白身体真知道答案，这是我内心所期待和赞赏的。

在今天看来，我认为针灸是来自古老东方的硬核科技，用最简单的工具，创造最不平凡的奇迹——身心和谐。

好了，读者诸君，翻开下一页，一场饶有兴味的针灸探索之旅，就此展开。

目录

001 前　言

017 穿透迷魅：揭示经络背后的真相

023 走出迷魅：我的针灸探索历程

理法篇

033 祛魅化的极简针灸

技法入门知识 058

"三调"技法概论 068

技法篇

106 治疗原则

114 特效穴的选穴原则

131 调经筋：筋结点的选穴原则

治法篇

134 找瘀络刺血的原则

治疗

篇

144　偏头痛

151　颈椎病

159　肩周炎

165　腰椎病、腰肌劳损、腰痛

174　股骨头坏死

179　膝关节疾病

184　胆汁反流性胃炎

190　失　眠

心
法

篇

大格局上乾坤在握　　206

"任督二脉，一气周流"　208

以针演道与精气神转化　211

微针调气与调息　　214

余
绪
篇

220　排寒针法

226　立极针法

229　添油续命针法

234　微络刺血术

237　结　语

245　后　记：十年寒冰，难凉热血

前言

前几年，我在上海接了个电话，我一位好朋友，他去了国外，他的母亲在老家出了个紧急状况，她有肾结石，一个形状不规则的结石，掉到输尿管里，造成刺激划伤，输尿管痉挛，非常痛。已经两天了，一直在痛，因为她对止痛药过敏，所以医院也没有什么办法。这个事怎么办？朋友在非洲，很着急。这位朋友曾是我的患者，之前听过我的一次讲座，于是打电话来问我。

我当时远程指导他，告诉他在手上什么地方，有一个穴位叫什么穴，它是安全的。我说，你能不能找一个人带你母亲去医院，在你母亲手上把针扎进去，留针 12 个小时以上，针就放在手上，也不影响生活，针扎上以后中间捻转一下，输尿管那里没有痉挛了，放松了、不疼了，就让患者多喝水，单腿蹦。

他找了他舅舅，他舅舅是个农民，原来没接触过针灸，他就告诉舅舅在手上的某个地方，找到一根针扎进去就行。后来，朋友反馈说，他母亲手上扎了一针后，很快就不疼了，且睡了一个好觉，好在及时处理了，否则医生要是给他母亲做手术会非常麻烦。

你想，在如此极端的情况下，我这位朋友都没有学过针灸，就远程指导另外一个没有学过针灸的农民，给他母亲弄一下，就把这个棘手的问题解决了。我曾用这个方法，治愈了好几例肾结石，后来完全好了，不用做手术，大部分人的结石随着小便排出来了，也有人不知不觉就没有症状了，再检查肾脏和膀胱，里面结石也没有了。

这个小故事，希望给大家带来一个启发：我们对于针灸，换一个视角，找到一个最便捷的路径，去了解它，去认识它，或许就会很快上手。

在很多人心目中，针灸是一个非常神秘的存在，同时，又很玄奥、很小众。当大家探讨针灸的时候，扑面而来的都是那些玄之又玄的概念，如藏象、经络、气血、阴阳、五行、五运六气……让很多人不明所以。

但当我们回顾中医发展史，就会发现针灸并不是我们想象的那样。

中医里最先蓬勃发展的是针灸，确切地说，最先是"灸"（即艾灸），然后是"针"。

汉代之前的出土文献中，如马王堆出土的一些医学典籍，《足臂十一脉灸经》《阴阳十一脉灸经》等，在描述经脉的时候，用的方法主要是灸法，那个时候可能穴位都还没有出现。经络也只有十一条，十二经络中的"心包经"是后来增补的。而且，那时候对经络的描述很简单，过程很简略，路线也更短。

比如那时候，古人要治牙痛，他们的经验就是灸一灸齿脉就好了，齿脉是从食指到脸颊，最后到牙齿的一条路线。通过不断地实践，后来这条齿脉还可以往下到肺到大肠，慢慢地发展成了十二经络之一的手阳明大肠经。

同时，工具和疗法上，在"灸"的基础上又发展出了"针"，且渐渐成为主流，比如《黄帝内经》里讲的针具就有九种，最高级的是"毫针"，又称"微针"（《灵枢》首篇《九针十二原》开篇就讲："欲以微针通其经脉，调其血气。"），就是我们今天针灸用的针。它里面还有其他一些针，有的是放血用的，有的是排脓用的，还有些看起来更像手术刀。

在中医发展史上，首先出现的系统性疗法是针灸，技术上它是革命性的。围绕这个技术，构建了一套完整的理论，这套理论就是《黄帝内经》，它奠定了中医理论的基本框架。所以，《黄帝内经》里的绝大部分内容是与针灸相关的，它里面的很多中医概念如藏象、五行、经络、穴位等也都是基于针灸发展出来的，同时这套理论总结出来又是为针灸服务的。

药物学、方剂学等也就是我们现在主流的中药疗法，在那时候还是个小门类，比如马王堆出土的帛书《五十二病方》里，记载的现在还在用的药物不过一百多种。没有丰富的实践就不足以支撑一个理论体系，方药成为主流是在张仲景《伤寒杂病论》之后才慢慢形成的。

根据目前的考古发现，在"黄帝内经"时代之前，这些中医理论完善之前，针灸就已经存在了，古人在数千年的实践中，一定深刻了解过治疗身体疼痛的某些规律。比如，我们前面提到的古人治牙痛，他们通过反复实践确定了"通过刺激身体的一些部位就能缓解牙齿的疼痛"，而这些部位，可能是脸颊的某个地方，也可能是手部的某个地方，把这些部位连起来，就形成了"齿脉"的概念，这是经络的雏形。

这是我们理解针灸的一个基础，即"身体不同部位之间具有某种特异相关性"。手部某个地方、脸颊某个地方与牙齿相关，足部某个地方与胃相关……这种不同部位的特异相关性在我们的身体里无处不在。

有时遇到一些从没接触过中医的朋友，他们经常会问我一个问题：针灸治病的原理到底是什么？

我可以先笼统地概括一下：针灸本身并不能治病，它只是一个刺激身体进行自我疗愈的手段。譬如，一个人的胃出了问题，但这个人很年轻，因为身体有自我疗愈功能，所以他的胃暂时不会有什么病痛反应。但当这个人身体机能下降，免疫力下降到一定程度，或者胃部病变恶化到一定程度，就开始痛了，开始"生病"了。这个时候，我们在他足部的某个位置扎针，扎针是在生理上对这一处进行了一个损伤性的刺激，这个位置被损伤、组织结构被破坏后，它要进行自我修复。因为这个位置与胃有特异相关性，所以它在自我修复的同时，把信号也传达给了胃部，提醒胃部也出了问题，然后胃部也开始强行地更加积极地进行自我修复，最终达到缓解疼痛乃至痊愈的目的。针灸、推拿、刮痧、拔火罐的原理全都一样，只是刺激的手段不同、对身体的损伤程度不同，其轻重缓急不同而已，总之，就是用一个轻微的对人体的损伤和破坏来唤醒身体的自愈功能。

人体自我修复能力非常强大，但这种强大也是有边界的，这个边界同时也是中医的边界，那就是人体某个部位、某些组织病变到一定程度，超出了人体自我修复的极限，再神的中医医生也无能为力。这就是所谓的"君之病，疾在骨髓，司命之所属，无奈何也"。我个人就是这么理解的。

基于这些理解，我们会发现，针灸最关注的其实是人体本身、生命本身。人类对生命的探索是永无止境的。

所以，我一直在感叹，我们的先祖真是太了不起了。他们对生命的探索很早就开始了，在那个生产力和科技都还相对落后的时代，就发展出了高度完善的针灸疗法，放眼整个人类文明史，这都是非常伟大的成就。

理解这些基本知识后，我再来讲讲针灸的几个特性。

一、安全性

《黄帝内经》里讲过，要让百姓治疗疾病时不使用药物，也不要用砭石，而是用细小的针，刺入肌肤就能通经络、调气血。这段话充分说明了针灸的高安全性。跟药物、手术刀及其他一些医疗用具比起来，针对身体的损伤是最小的。尤其是现在有更细小的微针，对身体损伤微乎其微。很多初学者对针灸有心理障碍，当我们充分认识到针灸安全性的时候，就能破除这种对针的恐惧感。

二、高确定性

用针灸来疗愈，是基于对身体的深度认知，针对不同的病症找到相应的部位下针，下针部位是有明确依据的。比如，你会摸到这块有个硬结，这个硬结表明身体告诉你，这块或与之相关的身体部位出了问题。那么，针扎下去就一定会有效果，这个效果是针扎下去之前就能确定的，这个就是针灸的高确定性。

针灸不是玄学，治疗效果也不是看概率的。身体是个无比精密的仪器，身体本身是科学的，而针灸是基于对身体规律的充分理解和认知，它可以做到极高的确定性。

三、见效快

在很多人的观念里，见效慢是中医的一大特征。实际上，在针灸这个疗法里，只要扎对了地方，很快就能看到效果，快的只要几秒钟，一针下去治疗效果立竿见影，身体会快速给出反应。

四、易学

有人说，学习中医要从针灸开始，就是因为针灸易学，容易入门，可以通过针灸来进入中医的广阔世界。

但很多初学者觉得针灸很难、很深奥，也不懂《黄帝内经》中的阴阳、五行、藏象等一堆理论，太难了，学不会。

我们前面说过，在这些中医理论完善之前的几千年里，针灸就已经存在了，它是一个非常注重经验的疗法，对于初学者，深奥的传统理论不重要，我们不妨绕开《黄帝内经》里那些复杂的理论知识，绕开阴阳五行，从理解身体的角度来学习针灸。也可以说，是通过针灸来了解我们的身体，探索生命。

所以，通过这本书，我希望带领大家换个角度去理解关于针灸的一些最真实的东西，了解针灸的真实意义，也换个角度了解关于生命的一些真相，关于身心、疼痛、焦虑、疗愈等各种各样的真相。

这本书里有两个很重要的关键词，就是"极简针灸"和"实在功夫"。

极简针灸，是我根据自己的经验和认知总结概括出来的一种极其简约的针灸模式，简约而又深刻，简单而又丰富。这个模式由调气、调血、调经筋三种技法组成，每一种技法单独去用，都会获得非常好的疗效，如果组合起来去用，疗效会更佳。

实在功夫，讲的是这三种技法怎么去操作，完全可以在身体上找到一个实在的依据，确定下针之处。比如，如何用眼睛望诊，在身体某些特定的部位找到某一个异常的东西，这是能用眼睛看出来的，有可能成为你制定针灸方案的一个依据，也就是你可以在哪儿扎针。这非常实在，因为是你眼睛看得见的地方，不需要记住很多的穴位。还有，我们如何用手触摸，去找到身体上某个异常的地方，摸一下有没有一个硬硬的东西，它的质地是硬的，用力压它会疼，用手摸到一个实在的东西，然后那个点有可能就是我们扎针的位置。

所以，我们是在身体上，按照一种思维方式，用眼睛，用手去找到扎针的那个点，这是非常实在的，看得见、摸得着。然后，它的疗效也会很实在地呈现，百分百的高确定性，且见效快。

如果你不了解针灸，这将是你入门的第一课，你会站在比较高的起点上；如果你已经是针灸从业者，这本书也可以升级你对针灸的认知，它是一个新台阶。

这本书的内容，我分了六篇去讲，从极简针灸的由来、原理到操作的技法，从技法的使用原则，再到具体的临床实践和调理身体的针法，等等。我会尽量用娓娓道来的方式，让每一个阅读这本书的人一步一步去了解针灸，走进针灸的最深处。

中医最大的经典不是《黄帝内经》

而是生命本身

世界之大，不逾眼界之开阔

眼界之宽，莫若针尖之微茫

最本质的东西

往往是最简单的

而最简单的东西

是可以被量化、被预期的

理 篇 法

在整个《黄帝内经》系统里，古人认为人体是一个内在有脏腑、外在连着四肢百骸的系统，将内在的五脏六腑跟外在的四肢百骸联系在一起的路径就是经脉。所以，传统针灸的理论范式主要有两个，一个是藏象学说，另一个是经络学说。

中医的藏象跟西医的脏器是完全不同的东西，它是把有形的脏器和无形的藏象结合在一起了，这是东方的思维。比如肾，西医中的"kidney"只是泌尿系统中的一个器官，但在中医体系里，肾是一个复杂的系统，主生长发育、生殖、人体水液代谢……把"kidney"翻译为"肾"，这种翻译给后人造成了很多的误会。

古人在解释藏象系统的时候，用的说理工具是阴阳五行。在中国人的世界观里，阴阳五行可以用来解释世间的万事万物，当然也可以解释五脏和脏腑之间的关系，这里面的五行生克制化，非常复杂。

针灸专业大学 5 年本科要学很多东西。首先，要学一本《中医基础理论》，把中医体系最基本的理论学清楚，里面最主要的就是藏象学说、阴阳五行学说。学完《中医基础理论》后，还得学一本《经络学》，让你知道经络怎么循行的；学一本《腧穴学》，让你了解十二条经络上三百多个穴位是怎么分布的；还要学一本《刺法灸法学》，让你学会如何去针刺；还有《针灸治疗学》等，非常复杂。针灸传承几千年以来，我们大概都是沿着这条范式去传承的，这就是传统针灸的现状。

那么，困境是什么呢？很多针灸专业的学生，在大学毕业以后不会看病，甚至做了 10 年的临床，临床疗效仍然与预期相差很大。这时候，很多人就会反省自己对传统针灸是否领悟得不够深刻，如果他是做这样一种反省，接下来肯定会重新去读《黄帝内经》，重新去理解中医的经典，然后再走出来，这个过程可能挺漫长的，临床技术进展也比较缓慢。因为照着做虽然有一些患者效果不好，但总有一些患者效果好，特别是在医院工作的医生，基本上是不会缺患者的。但是也有一些人就放弃了这种努力。每个人的追求不一样，这个我不作评价，但是我觉得，传统针灸确实面临着巨大的困境，这是一套非常复杂的系统，五脏六腑、十二经络、三百六十个穴位、不同的穴位配合不同的针法，学习起来非常困难。

在《黄帝内经》这个体系里面，有很多完美的逻辑，比如经络十二条、穴位三百六十个。但是，我们追溯《黄帝内经》之前更古老的文献，会发现一开始并不是这样，之前经络没有十二条，穴位也没有三百六十个，经过后世慢慢完善，才给它凑成的。我们古人做学问，喜欢观天察地放在人身上，比如一年有十二个月，那么当发现人体只有十一条经络的时候，觉得这不是一个完美的结果，就一定要找到第十二条经络给补足，手三阴、手三阳六条，足三阴、足三阳六条。一年有三百六十多天，那么为什么不可以有三百六十多个穴位？在《黄帝内经》那个时代，穴位只有一百多个，不到两百个，古人觉得不够完美，后面不断地发展，凑够了三百六十多个穴位。

我们国家曾经用了很多年的时间，花了很大的人力物力做过一个重大课题，就是研究经络的实质是什么。我们想通过现代各种技术手段去找到这十二条经络，看看这十二经络体表循行线的下面和内脏循行线的里面，到底有什么样的解剖结构，但是却没有被现代医学所发现，一旦找到了，那就是个了不起的发现。不过，这个课题研究也有它的意义，排除了经络是一个未被发现的结构。经过这个事，学界现在公认，经络是已知结构的未知功能。

所以，古人用十二条经络、三百六十个穴位想告诉我们什么呢？法天则地。给我们规矩，没有规矩不成方圆，但假如你把古人展现给我们的规矩当成唯一真理，那就误会了。我觉得这是传统针灸的一个巨大的困境，而我传达给大家的极简针灸，不见得有那么丰富的理论，甚至可以不管经络穴位，完全用圆机活法的方式处理临床实际问题，我想对大家会有启发的。

经络是怎么来的？经络实质揭示了什么规律？围绕着这些问题，我有过很长时间的探索。我当年大学毕业以后不会看病，工作了仍然觉得不会看病，而当我对这些问题有了清晰认识之后，针灸才有真正的起步，才真正学会看病。

中国中医科学院的黄龙祥教授有一本著作叫《中国针灸学术史大纲》，里面把古往今来的，包括地下考古出土的、海外幸存的，所有关于针灸经络的文献，做了一个梳理，最后他尝试着得出一个结论，把经络这回事做了一个解释——"经脉理论隐含的科学问题是：人体特定远隔部位——体表—体表、体表—内脏之间存在的特定的联系"。这个人体特定远隔部位之间的特异相关性，包含两个方面：一个是体表和体表之间的联系，比如右边肩膀疼痛，我可能在左腿的小腿上找到某个点，我扎针它就有效；一个是体表和内脏之间的联系，比如我们的心脏有问题了，可以在内关穴找到一个痛点，用手按压一下或者扎一针，治

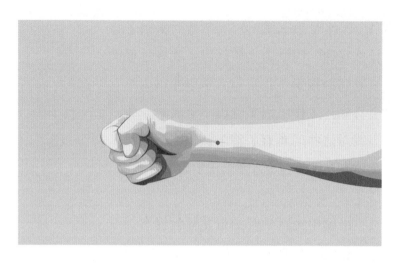

内关穴

疗也是有效的。

　　关于"人体特定远隔部位之间存在特异相关性"这个结论，我做了很多临床研究，从1988年读大学到现在，30多年的研究，我肯定这条结论是非常正确的，我认为这是针灸的一个非常重要的理论基点或者说理论原点。很多的中医经典都提到类似的问题，如《黄帝内经》提到"视其外应，以知其内脏，则知所病矣"，以及《丹溪心传》提到"欲知其内者，当以观乎外；诊于外者，斯以知其内。盖有诸内者，必形诸外"，说的都是这个意思。

　　古人在漫长的生活实践过程中，在身体上发现了一些大量可重复的事实，就是身体不同部位之间有一些特定的联系。比如，我们针灸歌诀讲的"面口合谷收"，这句话

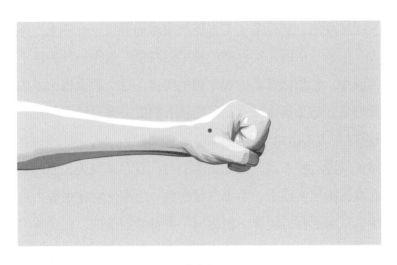

合谷穴

揭示的是：面部、口唇的问题，和手上合谷穴这个地方有联系，在合谷这里做一些调理，可能会对面部、口唇的问题产生治疗作用。古人关注了大量这样的事实，且发现可重复以后，就在背后总结出来一些规律。因为它们是基于大量可重复的事实积累以后提出来的，可以解释过往发现的这些事实，而且根据这个规律的提示，未来还可以发现更多的事实，哪个位置跟哪个位置可能有联系，会被揭示出来。那么，当对规律的探究做完以后，古人就尝试做进一步的工作，如它背后的机理是什么，它的本质是什么，要提出一个科学理论来。基于大量的事实，总结出规律，但是不满足于规律，想要探究背后直指本质的东西，在这样一个前提下，古人提出了经络学说。

今天，我们学习针灸，《黄帝内经》呈现给我们的这套经脉理论，就是基于"人体特定远隔部位——体表—体表、体表—内脏之间存在的特定的联系"这样一种前提下的假说，它想把背后的规律揭示明白。这个假说揭示了生命的某一部分规律，但是可能还有瑕疵。我曾经跟一些同行探讨，《黄帝内经》这套理论是中医的元典，经络学说、藏象学说这些东西，都是很漂亮的，看起来完美，但是它在真正指导实践上，不见得每次都一定准。它在很努力地去尝试揭示背后规律，想提出一个科学的结论，在这样一个前提下，我允许它有一定的瑕疵。

那么，如果我们在经脉理论上发现了它有瑕疵，是不是因为它有瑕疵就否认古人发现的规律，就否认古人总结这个规律之前发现的关于身体的一些特定的联系？我觉得不是，即便经络学说是有瑕疵的，也不能因为它有瑕疵就否认了我们对身体的观察和结论。换句话，假定我们在严格意义上按照十二经络去操作，能不能够呈现出针灸的本来面貌，获得预期的疗效？从实际临床观察来看，我觉得并不见得。这也就是为什么我们要通过不同的角度，通过理解身体的角度去探讨更深刻的针灸的原因。

我觉得，中医最大的经典不是《黄帝内经》，生命本身才是最大的经典。身体发生特异的变化，一定会在体表的某个特定部位或多个特定部位呈现出来，给我们一些基本的提示，就像"腰背委中求"一样，腰背的疾病可以在委中穴找到依据。这种身体不同部位之间存在的特定联系，用针灸的专业术语来讲，每个穴位有它的特异性。

任何一个生命体，受到刺激以后，都会产生应激反应，不只是人体，动物、植物也一样，就像含羞草，你碰一下它就合起来了，这是生命本能的东西。所以，针灸之所以能产生很好的疗效，是因为我们深刻理解了身体的本能，并尊重它，按照它的本能来帮它，故我们可以在很多地方找到特异相关的部位进行刺激。最终极的疗愈，是患者的

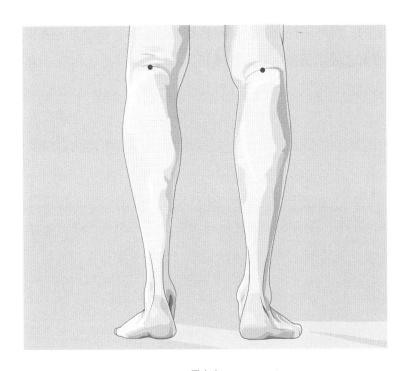

委中穴

自我疗愈，不是医生真把患者的病治好了，而是患者自己治好了病，医生只是帮助患者发现了他的身体本能，在取穴的位置激起了跟病灶相关的一系列应激反应，最后产生疗愈效果。

经络学说就是为了尝试去解释身体不同部位之间存在特异相关性这个事实而提出的一个假说而已，它不是一个具象的东西，人身无处不经络，人身无处无穴位。经络学说只是作为一种假说，但是它背后所揭示的事实是值得肯定的。身体不同部位之间存在特异相关性，这个就是我要给大家揭示的经络背后的真相。

我个人的针灸学习其实是一种学院派的教育模式。1988年到1993年，我在山东中医学院（现山东中医药大学）读了五年本科，但当时我对针灸并不太感兴趣。我真正开始对针灸下功夫是在1993年毕业开始工作以后。因为穿上那身白大褂，你就是一位医生，不管你年轻还是年老，患者的信赖都给你了。记得大学毕业后，工作了一段时间，我发现自己还是不会看病，一到上班时间心里就很忐忑，既怕看错，又怕看坏，内心很慌张，非常痛苦。患者那么信任我，但是我连基本的东西都不会，怎么办？现在学习还来不来得及吗？后来，我发现我一个同事，他是我大学同班同学，学习成绩非常好，但是他看病也不见得比我好，因此我觉得或许还有希望，于是就开始认真学习。

从1993年毕业到2003年，这10年当中，我有两段非常重要的学习经历。

第一段经历是学习董氏奇穴。当时，单位组织我到北京进修，进修那半年，我获取了一个信息，在我国台湾有一套民间的"董氏奇穴"针灸体系，它完全打破了传统针灸范式，另起炉灶搞出了一套东西。我觉得既然我传统针灸没有学好，或许可以学这个体系。于是我找到一些资料，看了里边讲什么穴治疗什么病有特效后，发现那些东西非常符合我的思想，因为它追求确定性，对于这个体系我充满了好奇。后来我了解到，董氏奇穴是一个叫董景昌的老先生家传的，那个时候董景昌已经去世了，我通过各种方式联系了他的一个学生——杨维杰老师。当时我有很大的好奇心，为了特效，为了追求确定性，在 1997 年 12 月，我去台湾拜访杨维杰老师，并学习董氏奇穴，学了三四个月，回来用了几年，发现用得不错，然后就在大陆开始推广，教大家董氏奇穴。

有人学了董氏奇穴以后觉得很神奇，我今天回看董氏奇穴，发现它不见得多么神奇，不见得比传统针灸高级，但是它却在我的学习过程中给我带来了启发，让我开窍。董氏奇穴的学习经历，给我带来两个启发。

第一个启发，原来传统的东西是可以颠覆的，《黄帝内经》十二条经络的规矩是可以打破的，它不是唯一的真理。董氏奇穴完全不讲经络，它把身体分了十二个区域，在每个区域上找了很多点，说这个点叫什么穴，这个穴治什么病，这是一套很简单的规则，和传统针灸理论完全不

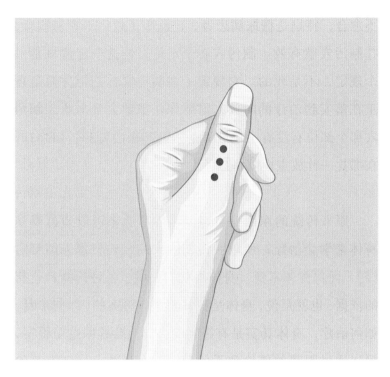

制污穴

一样，在理论层面完全颠覆了我们对针灸的理解，给我带来巨大的震撼。

　　第二个启发，原来可以通过观察身体来学会如何治疗，取得疗效。"董氏奇穴"说哪个点有哪个穴位，那种规定不是死的，它只是一个规定而已，在真正治疗的时候，要通过观察身体来找到治疗的依据。观察身体的方式有两个，一个是眼睛的望诊，一个是手的触诊。比如，人手上有个制污穴，它的特效作用是治疗身体皮肤溃破不愈合，特别是糖尿病患者，皮肤破了以后不容易愈合，扎制污穴就有效。制污穴有个定位，但这个定位只是一个规定，不是死的。它规定了在制污穴扎三针，但是真正在落实到治疗的时候，需要你仔细地去看一看，制污穴那个部位有没有一条或者两条鼓起来的青筋，如果有，在那扎一针放点血就可以了。

原来传统的东西是可以颠覆的，原来可以通过观察身体来学会治疗，所以我说，最大的经典不是《黄帝内经》，而是身体本身。身体给我们提供了各种诊断和治疗的依据，也就是说，身体是记录着这些答案的，如何诊断、如何治疗，身体其实是有答案的，那么要获取这个答案，可以通过眼睛的望诊和手的触诊，在身体上找到有关诊断的信息，找到有关治疗的信息。所以说，身体是知道答案的。

通过董氏奇穴明白了这些以后，我做针灸就开始放飞了，看病时脑子里面不再装满藏象、经络、穴位这些针灸的学问，而是学会在身体上找到治疗的线索，相比较而言，针灸也具备了可操作性，从而具有确定性。

第二段经历，是 2001 年到 2003 年我在北京中医药大学读了 3 年研究生。我用了 3 年时间，把北京中医药大学图书馆几乎所有跟针灸、经络，甚至跟按摩有关的书籍都通读了一遍。甚至于日本、韩国的针灸，包括在研究放血的时候，中国的苗医放血、藏医放血资料，还有很多国外的放血资料，都进行了研究。在那个过程中，我也认真看了黄龙祥教授的《中国针灸学术史大纲》，在读的过程中，内心有一些暗合的地方，觉得有共鸣。我利用那三年读研究生的时间研究了很多东西，做了几十万字的读书笔记，尽可能地研究针灸学科的所有文献。

回头看看那三年，我几乎是在阅读当中度过的，那是非常充实的三年，也是我针灸历程中沉淀的三年。这段经历非常重要，对我有两个启发。

第一个启发，虽然传统的东西是可以颠覆的，我们可以打破传统，但最终还是要回归传统，回到传统里边儿去沉淀、去挖掘。那三年，我回到传统中医的海洋中，去沉淀自己，找到了一些更丰富、更鲜活、更深刻的东西，找到滋养自己的力量,这些也支撑了我未来针灸体系的形成。

第二个启发，一个医生，不管将来是做一个专科医生，还是做一个全科医生，学科完整素养的培养都是非常重要的。很多医生专科方面很擅长，但很少有人会有心、有时间、有精力、有耐心去通读专业的、全科的文献，去尝试做一个全科素养的培养。我一直希望自己成为一个学者型的临床专家，或者说一个临床型的学者。在那三年里，我很好地沉淀了自己，把古往今来的所有针灸文献梳理了一遍，对整个针灸学科有了通透的了解，这指引了我今后的方向。我想，这段经历对于年轻学者或年轻医生如何去培养整个学科的素养，是非常必要的。

2003年，我辞去体制内的工作，在澳门工作了8年，这是我学术发展中最美好的8年，我把自己整个针灸体系大的框架全部建立起来了。在2011年之后，我的所有课程讲解呈现的那些东西，其实都在这个针灸体系里，只不过后来有一些细节上的完善。

当时，我的工作模式有了调整。原来在医院的时候，每天给很多患者扎针，而在澳门面对的是高端门诊，患者不见得特别多，但是疾病可能更加复杂，而且患者也不见得给你太多的治疗机会，他们可能很怕疼。因为这种工作模式的改变，我在原来的知识结构和技能的基础上，为了适应患者的需求以及尊重他们的体验，对针具进行了改变。那个时候，我用注射器针头代替三棱针来放血[1]，同时，还尝试用非常细的针来调气，它的直径是

―――――――――――

[1]关于"注射器针头代替三棱针"：本书作者左常波先生提出"刺络放血以调气"的创见，认为在刺络的过程中，除了可以使瘀血祛除，还兼有调气的作用，在刺血工具方面进行革新，使用一次性无菌注射针头，即"空针"。这种方法尤其适用于大络刺血和阴络刺血时，可像毫针一样留置一段时间，由于针芯中空，瘀血可以从中空的针芯尽数流出，气随血出，既可刺血，也起到调气的作用。

0.1mm，那时候国内还没有这个针，我是从日本买到的。当我用极微细的针去调气的时候①，要慢慢地捻转进针，通过细软的针尖去感受身体的变化。在这个过程中，我发现了一些很特殊的现象，比如，在留针的过程中，有的人出现丹田发热、命门炙热、小周天的一气周流，包括一些排寒的反应，肢体甚至内脏的一些异动；有的人出现情绪反应，如哭泣、喜悦等，甚至有些人感觉身体消失，意识空白，内在的灵光闪现……出现了这些特殊的临床现象以后，一些系统性疾病和重大疑难病的临床疗效也产生了重大的突破。

那段时间里，我发现了一些新的方法，比如很多微针调气的针法，找到了用更微细的针调整患者精神状态的一些特殊规律，也发现了阴络刺血②的技术。那么，这些技

---

①关于"微针调气"：作者在针刺方面善用极细微针（一般直径为0.18mm、0.16mm、0.14mm、0.12mm）调整气机，以达到一气周流、大化流行，气为血之帅，气通则血活，使气血所过之处的经络脏腑得到调整。微针调气过程中，患者往往出现各种气化反应，常见的身体反应如脚心排寒气、腹部丹田以及腰间命门处暖意生起、腹部通气感、气攻病灶现象、排病反应、肌肉抽动、体内有蚁行感、流水感，有热气循小周天一气周流，甚至伴随身体大动现象；心理方面的反应有产生愉悦感或因释放内心压力产生哭泣等，因此微针调气针法也被称为"气化针法"。
②"阴络刺血疗法"由本书作者所创。刺血部位以四肢为主，这一疗法是在中医基本理论指导下，通过深部络脉放血而达到和调气血、祛除邪气、平衡阴阳和恢复正气的一种有效治疗方法，适用于"病在血络"的各类疾病。

术背后的原理到底是什么？在最深处到底隐藏了什么重大秘密呢？我又用很漫长的时间深入思考，去找答案。最后发现丹道修炼体系里可以解释各种现象，于是对丹道产生了浓厚的兴趣，我开始广泛阅读各派丹道经典，在理论上做了认真的梳理。

我发现丹道修炼是一套法度严谨、环环相扣、次第有序的程序，围绕着任、督二脉一气周流产生精、气、神的变化，每一个阶段都是有目标的，每一个阶段目标是否达成，它是有征象出现的，达成以后下一步出现什么，它也是必定的。我把这套东西了解清楚以后，就想有没有可能通过针灸这门技能，去演绎它每一个阶段的变化。按照丹道修炼体系的指引，我进行针灸实践，8年的时间建立了整个针灸体系，也就是后来我称之为以针演道的针灸体系。

从2012年一直到现在，都是我这套针灸学术体系的完善期，这期间我做了一些学术传承的事情。广东省中医院聘请我担任主任导师，采用师带徒的方式，给他们本院的医生带教，有22位博士学历、副主任医师职称以上的医生报名申请拜师学习，我认真地选了7位，用三四年的时间非常认真地去带他们。此外，广州中医药大学华南针灸中心成立"左常波国际针灸研究中心"，我带领学生们在这个平台上做了一些深入的临床科研工作。另外，我还被聘请为广州中医药大学针灸专业博导、北京中医药大学临床特聘专家、上海中医药大学客座教授等，参与了一些科研和教学工作。这些年，我一直在审视自己创建的这套体系，也在新的平台上去展现它，跟更多人分享，在教学中又不断完善它。

对于我整个针灸的学习历程，用八个字、四个词来概括——参透、放下、超越、回归。

对于针灸，我的开窍是从董氏奇穴开始的，董氏奇穴提供了一个完全迥异于传统针灸的范式，颠覆了我对传统针灸的理解，让我的针灸临床变得灵活多变、妙趣横生。

后来，我将董氏奇穴和传统针灸这两个体系放在一起对照研究，发现这两个体系，一为正经，一为奇穴，相映成趣。我学习、运用董氏奇穴，找到了它背后的规则，发现了更大的格局，参透了它的精髓，于是就放下了奇穴。

再后来，因为工作模式的改变，我开始用微针调气，发现了一些特殊的临床现象，在寻找答案的过程中，受到丹道修炼体系的启发，实现了对针灸的超越，对生命的理解更深刻了，扩大了针灸的边界。

但是，在完成了这样的超越，尝试着为我这套针灸体系提炼概括出一套理论的时候，我发现其实根本提不出来。因为回头看，经典真的说得非常明白了，所谓的超越，本质上还是回归。最后，它又回归到源头，就是古人呈现给我们的那些经典，包括中医经典《黄帝内经》，包括道家经典《道德经》《周易参同契》等。

　　所以，我曾经用一句话来概括我的针灸探索过程，这句话是这样说的："三千大千世界，我把它揉碎了，重新捏一个世界出来。"我学了传统针灸，又学了其他的，最后重新整理出一个东西来，但是整理出的这个东西，不是我的创见，都是古人的，我只是重新整合了一下而已。我走了这么漫长的路，最后还是回归经典、回归传统。

"祛魅",是德国社会学家、思想家马克斯·韦伯在20世纪提出来的一个概念。马克斯·韦伯所说的"世界的祛魅",简而言之,就是世界被祛除了神秘性和魅惑性,把附着在事物表面的那层虚假的东西剥离,让人看到背后的实质。我觉得这个理念是非常好的,当下这个时代是一个理性的时代,各行各业、各个领域都在尝试祛除那些神秘的、魅惑的东西,然后找到本质。祛魅是一个非常重要的概念,它被应用在很多学科。我觉得在针灸领域,我们依然可以按照祛魅这个思路去考虑。

祛魅化的极简针灸,我总结了一句话:极简针灸是简单而又丰富,简约而又深刻,充满理性和确定性的。针灸经过几千年的传承,背后又有很多复杂且玄之又玄的理论与规范。但我的整个针灸体系,理论指导没有放在藏象理论、十二经络上,它是非常简单直观的,可以不懂经络、不懂穴位,只要了解身体就行了。

自古以来，大家对传统针灸的学习和应用，主要蓝本就是《黄帝内经》建立的理论体系，包括阴阳、五行、藏象、经脉、腧穴、气血等学说，历朝历代医家在一些研究上各有各的心得，但大的框架不离《黄帝内经》，都是沿用传统的这些模式，理论知识都是这些东西。当然，也有人做了一些其他针灸模式的研究。比如，全息微针系统，就是截取身体某一个独立的部分，因为独立部分包含着整体信息，那就从这儿入手解决一些疾病，现在的耳针、眼针、腹针等，都属于这个微针系统。还有一些更奇怪的东西，像董氏奇穴，这个体系是我第一个正式在内地推广的，是2001年介绍给大家的。但是总体而言，一直到现在，都是传统针灸占主流。

大家总是错误地认为，为了把落地的事做得更加具体，指导系统一定是具体的、繁杂的，好像规定得越细，操作起来越容易落地。其实不是的，最本质的东西往往是最简单的，而最简单的东西是可以被量化、被预期的。

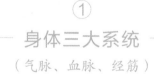

①
身体三大系统
（气脉、血脉、经筋）

极简针灸的展开，是基于刚才探讨的经络背后的真相，身体不同部位之间存在特异相关性这个事实，带领大家用手的触诊和眼睛的望诊，在身体上找到治疗的依据。根据我对身体的理解，身体上是有气脉的，有血脉的，在气脉和血脉之间还有一个实体的边界系统，是肉眼可见的，是手可以触摸的，那就是经筋。

在我的认知里，身体内气脉、血脉、经筋这三大系统是简单而又丰富的。明白了这三大系统的原理，针灸就非常好学了。

气脉是什么？气脉走的是气，气脉走在各种间隙当中，躯干上有，内脏里也有，间隙里有个筋膜网络，筋膜网络有浅有深，气脉走在筋膜间隙当中。你仔细摸一下自己，肌肉和肌肉之间有间隙吧？肌肉和骨头之间也有间隙吧？肌肉和血管之间有没有间隙？也有间隙。内脏里面有没有间隙？有很多的间隙。这些间隙里边有很多的筋膜，筋膜和筋膜之间的网络建立了很广泛的连接，整个人体的气就是在这些筋膜构成的间隙里面涌动的。我们扎针调气就是扎在这个层面的，大家建立这个概念就可以了。

血脉，其实就是血管，我认为，血脉系统说的就是血液循环系统，但是同样一个东西，在不同的认知下，对它的解读会不一样。西医最初发现血液循环系统的时候，很朴素地认为血管就是个运输管道而已，在这个意义上讲，把动脉血管换成一个根橡皮管也行，心脏要运血出来，有个管道运出去就行了。但现在看来，这个认知是很粗浅的，因为后来发现遍布全身的动脉血管，它的内皮细胞有很强大的内分泌功能，这就不是运输管那么简单了。也就是说，同样一个结构，在不同的认识下，对它的理解是不同的。我们换一个中医的视角去理解这套系统，观察的还是血液循环系统，对象还是这个对象，但是中医发现了另外的规律，提出了不同的认识，在血管里放点血，临床就管用。

经筋，就是肌肉。西医有个肌肉系统，相应地，在中医里有个概念叫经筋系统，人体有十二经脉，也有十二经筋，在经络循行线上的那些肌肉就是经筋。总体来说，经筋的分布和相应经脉在体表的循行部位基本上是一致的，只是循行走向不太一样。比如，足太阳经筋从小脚趾发出来，往上走小腿后侧（即小腿肚子）、大腿后侧，再走臀部、腰背部，然后走到后头，上到头顶绕下来，到眼睛的目内眦，这条线上的所有肌肉就被称为足太阳经筋。在古人的观察当中，经筋是由很多肌肉组合在一起的，一条经络线上就有很多肌肉，古人是把这些肌肉当成一个整体去看，用一个比较高级的词来说，就是同一条生物力线上的肌肉，这里面是有它的规律的，这就是经筋。

我们关注了筋膜间隙、血管、肌肉，在我们眼里，它们不是西医描述的那样，中医看到了另外一个规律，按照这种认知去指导临床，还很管用，观察同样的对象，有不同的认知。

我们发现了大量可重复的一些身体的事实，然后在这些事实的背后发现了一些规律，之后又揭开了规律背后的一些底层逻辑，最后在底层逻辑的指导下，用眼睛的望诊和手的触诊，在气脉、血脉、经筋上去探寻身体层面的治疗依据。当找到这个依据以后，针灸就变得简单了，是身体告诉你应该怎么针灸，而不是你想象性地去针灸。

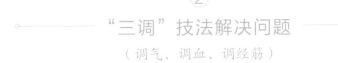

② "三调"技法解决问题
（调气、调血、调经筋）

前面讲过，我们身体的三大系统——气脉、血脉和经筋，极简针灸从这三个体系里面各自发展出一种技法，称之为"三调"技法——调气、调血、调经筋。"三调"技法可以解决中医范畴下能解决的所有问题。

我们找特效穴调气，针要刺在气脉上，刺在间隙里；如果患者有瘀血体质，病症有瘀血的特点，那就要调血，针刺在血管上；如果摸到患者肌肉有一些结节、压痛，那么就用调经筋的方法来解筋结，针刺在肌肉上。围绕着每一个层次，我们都有相应的技法。一个层面单独用好了，可以取得不错的临床疗效，要是在这三个层面上都用得很好，搭配着解决问题，那疗效当然就更好了。

这三个层面的"三调"技法是基于我们对身心全新的认知与解读而来的。在我的认知当中，所有的生理现象都不可能独立存在，它背后都是有心理基础的；同样，所有的心理现象，也都是有生理基础的。很多心理问题，其实完全可以在身体层面上找到依据。对于一个患者，你不需要问他经历了什么，只需要从有形的身体，从生理的角度去解决问题，在这种认知的指导下，用"三调"技法去解决它，也就解决了很多心理层面的问题。当患者生理上的感受完全舒服时，他的情绪也会发生变化。

这种认知非常重要，非常有意思。比如，我们在针灸治疗当中，经常面对的症状就是疼痛。我曾经说过，疼痛是神经缺血的一种"呼喊"，疼痛只是个现象，它的背后是身体向你发出了一种呼喊，我们要遵循它的呼喊，去深刻地了解它，把背后的问题解决。

比如，患者喉咙当中有异物感，有口痰堵在里面，咽不下去，咳不出来，还有人的表现是喉咙特别痒，老想咳一下清下嗓子，或者喉咙特别干，老想喝口水去润喉，反正都是喉咙出现了一些异常感受，在中医上可以称之为"梅核气"。如果去看耳鼻喉科医生，做一个喉镜，可能会发现有一些充血现象，医生说这是咽炎。在我的认知当中，这是不够深刻的，因为它既有生理层面的表达，也有心理层面的表达。我们去观察这类患者，会发现他们有这么一个行为模式，在紧张的时候，他们会下意识做一个吞咽、咽口水的动作，在我的认知当中，这是某种心理或者某种情绪的躯体化表达，或者说躯体化投射。

所以，只是用生理异常来解释远远不够，不足以深刻地揭示它的本质。有人说，我是因为抽烟抽多了，以后少抽点。或者有人说，我是老师，讲课讲多了，以后讲话讲少点是不是就好一些？其实，这种认知也是不够深刻的，因为按照我们的认知方式，用"三调"技法去处理，给他治好了，他即便再继续长时间讲课，喉咙也没有那种不舒服的感觉了。

为什么我对喉咙异物感很关注，患者有这种情况就去给他解决？除了刚才说到的解决心理层面的问题，另外我还发现，有些晚上入睡很慢的患者，或者是很晚睡的患者，我帮他们把喉咙不舒服这个症状解决了以后，他们会提前犯困，手机也不想刷了，微信也不想回了，就想找一张床睡觉，会有这样一个变化。

对于睡眠，我还有一个观察。有的患者经常会在凌晨3~5点醒来，醒了以后再睡就浅睡了，甚至睡不着，在我看来，他的胃会有问题。有人说，按照"子午流注"来讲，凌晨3~5点是肺经循行，是不是肺出了问题？按照我的观察，就是胃的问题，非常确定。当我在说身体某个地方有问题的时候，我想表达两层含义：一个是主观的不适感，患者觉得不舒服；另一个是客观的依据，因为主观感受是一方面，这个不一定准确，我们得找一些客观的指征。比如，虽然患者没有觉得胃不舒服，不过我还是要摸一摸他的胃，看看体表温度是温的还是凉的，一摸是寒的，那就有问题；再用力一压，发现有压痛，甚至能摸出深层有一个硬东西，形状是个椭圆形的，那么我就找到了客观指征，证明你的胃是有问题的。好，发现了问题，把这个问题解决了，患者凌晨3~5点早醒的这个事情也就解决了。

患者在凌晨3~5点早醒，这个事情如果我们一定要用"子午流注肺经循行"来解释，也解释得通，"肺手太阴之脉，起于中焦，下络大肠，还循胃口，上膈属肺"，可见，肺经是经过胃的。其实，我觉得不解释它都行。重点是，我从大量的临床观察中，找到一些规律性的东西，即一个患者凌晨3~5点醒，大概率是胃不好。胃到底有没有问题，除了看他的主观感受，更要在他的身体找到客观的依据，发现有问题就去解决它，这个事情也就随之解决了。

我还发现，很多患者在中脘和下脘之间的位置，用力一摸，会摸到一个硬硬的东西，它可能是横着的、椭圆形的一团很硬的筋结，用力压会很疼。这就提示，这个患者有很深的怨气，这个事在内心是有指向性的，某年某月某日某个人某件事，非常具体。我问患者，是不是有个人或有件事让他有很深的怨气，他说还真有个事，现在想想都很生气。这个时候，我不需要问他到底经历了什么，只需问他，想不想把怨气去掉？他说："当然想，这个太影响我了，经常莫名其妙地出来一些情绪，我这么多年努力提高我的修养，但是都做不到把那个东西去掉。"

这个时候，有的患者会有强烈的表达欲望，恨不得要跟你倾诉，但有的患者是不想说、不愿意说的。这都没关系，我们也不用听他们倾诉。按照我们对身体的认知，用所讲到的极简针灸的三种治疗模式，把手摸到的那个东西去掉，在生理上给他解决就可以了。我们的操作过程，可能就15分钟，顶多半个小时。这中间没有我们劝导的过程，也没有他倾诉、我们安慰的过程。在解决完了之后，我们让他再回想，这么多年一直有怨气的那个人、那件事。很多人这个时候会说，好像现在没事了，之前挥之不去的情绪也没有了。

基于这种全新的身心认知和解读，我们极简针灸"三调"技法可以给人的身心带来多大的帮助！所以，这本书的目的其实就是通过理解身体的方式去学会针灸，或者说在针灸的视角下全面了解我们的身心。

③
应象系统的基本原理

为了更具体地表述极简针灸如何认知身心，具有充分理性和确定性，接下来，我讲个有趣而又容易理解的理论，后面我们所涉及的针灸治疗，都可以基于这个理论去解决问题。这是一种对身体的特殊的观察和认知，叫作"全息应象针灸"，简称为"应象针灸"。

首先，这个"应象"是什么意思呢？在我构建的针灸体系中，我有自己规定的术语，有些是我造的词，也有一些是引用的词汇，但我对它有特殊的规定。"应象"这个词引用自《素问·阴阳应象大论》。在我这个体系里面有特殊的规定："应"是呈现在身体的一些特殊反应，有可能是眼睛看到的，有可能是手摸到的；"象"是指取象思维，很多时候是它的形状特别像，观察它的形象的意思。

我曾经总结了一句口诀，就是"有病必有象，有象必有应，取应必有验"。这个口诀大家记住了，当我们后面讲到具体的应象体系时，只要依据这个口诀，事情就非常简单了。

我们前面讲过，针灸发展到现在，有所谓传统针灸的流派，沿用十二经络、藏象理论来诊断治疗，有些人在这套理论指导下有一些独特的心得体会，但依然属于传统针灸的模式；另外还有一些微针系统，像眼针、耳针、鼻针、手针、腹针等，这是一套系统。但我说的这个应象针灸，和现在的一些微针系统不太一样，它更加丰富有趣，看起来很像，操作起来也容易。我们把身体某一个独立的部分拎出来看一下，会发现整个身体都包含在里面了，概括出来就一句话，身体任何一个独立的部分都影缩着整体的信息。比如，我们的一只手，甚至一个手指头，都影缩着我们整个身体的信息。

就像一棵树，有树干、有分支，还有叶子。在一片叶子上，我们会看见叶子里面也有个主干，还有更细的小叶脉。再仔细观察一下，整个叶子小叶脉的形状，跟整体的树的形状很接近。西方有个理论叫分形理论，跟这个概念很类似，即按照同样的模式，不断地复制下来，在最微观里面已经包含了整个最宏观的信息。所以，当有人看到整个银河系宇宙的图像之后，觉得特别像人的大脑，其实这也是我们中医讲的取象比类思维。有些人调侃说，核桃长得像大脑沟回，中医就说核桃补脑，这是无稽之谈。我们现在再看，这种说法其实是有道理的。

身体任何一个独立的部分都影缩着整体的信息，所以，我认为经络这个概念，背后是基于这么一个事实：身体不同部位之间存在特异相关性，古人为了揭示其中的规律，就提出这么一个假说。如果大家接受这种观念，那么经络这个东西，不光只是人身上有，在动物身上，甚至植物身上也应该有，我们中国有中兽医，动物也可以针灸。当年，为了研究针灸，古代兽医的《元亨疗马集》我都看了。牛、马、猪、狗等动物都有穴位，有些穴位的名字还跟人的一样，但是位置不一样，比如，动物的百会穴不是在头上，而是在尾骨上。

那么，植物呢？我们可以观察到这样的现象，当果树光长个、不结果的时候，一些果农怎么处理？他会在果树的某个地方，弄个小木头做成小楔子钉进去，就跟人身上扎针一样的，之后果树就不长个，开始结果了。我们猜想一下，假如这棵树某一个枝干被虫子咬了或者损害了，观察一片叶子的小叶脉，在相应的地方找到一个异常点，然后扎上一针，这管不管用？有人观察过，且做过这个实验，是管用的。我认为，生命本身就是这么构造的，既然这么构造，那就应该管用。

所以，yiger，其实就是把身体不同部位之间存在特异相关性这个事实给提出个假说。如果回到生命的源头，我们完全有理由相信，在胚胎发育阶段，一个胚层上长出来了很多器官，它们之间是互相联系的。为了解释这种普遍的联系，古人做了一些观察，也提出了取象比类思维。在我的针灸体系里面，按照取象比类的应象针灸方式，在临床上解决了大部分问题。

下面我简单介绍一下面部和头皮部的应象针灸。

先说面部的应象系统。我们来想象一下，有一个微型的人，面朝前、脚朝下，平放在一张脸上。这个微型人的面部是在这张脸的前额上半段，如果细分，里面还有眼睛、鼻子、嘴巴等。前额下半段是人的脖子，咽喉也在里面。往下到眉心的位置，相当于人的天突穴。眉心的旁边，眉毛下有眉棱骨，相当于锁骨的水平。下面到鼻梁这一段，从鼻根到鼻尖一直下来，相当于人的胸骨，胸骨最下面有个胸骨剑突，也就是鸠尾穴的地方，就在鼻尖的位置。从鼻子下来是人中沟，相当于人的上腹部，人中穴其实对着中脘附近。然后再下来是嘴巴，嘴巴的中心点对的其实是人的肚脐。再下来就是下巴，对应的就是人的小腹了。

我们构建了这个应象系统之后，要用的时候怎么用？就是刚才说的口诀：有病必有象，有象必有应，取应必有验。有病必有象，如果哪里有病，在应象系统相应的位置会找到特异性的改变。比如，一些痛经的患者，小腹盆腔寒凝血瘀，月经血块非常多，颜色发黑，打开她的下嘴唇，可以看到口腔里面很多特别明显的小静脉血管。有象必有

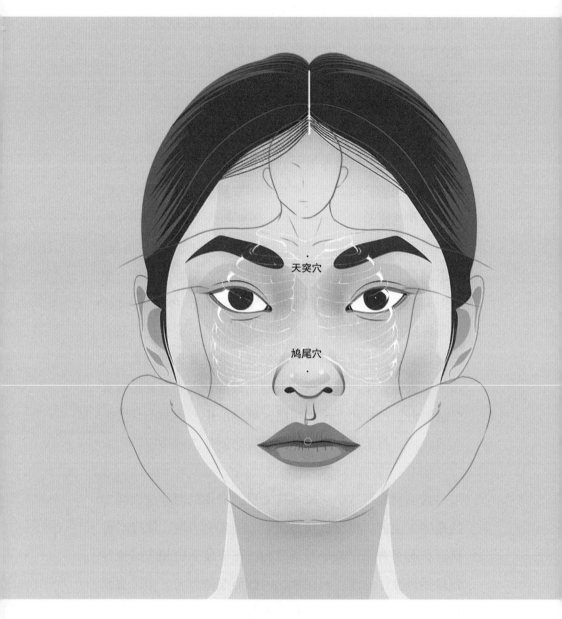

天突穴

鸠尾穴

面部应象系统示意图

应，我们在这个地方找到一些依据，找到一些弯曲怒张、颜色特别青的形色异常的血管。取应必有验，在这血管上，用针尖刺一下，出几滴血，让患者漱一下口，痛经当下就会好转。操作就这么简单，效果会非常好。

有些患者经常有鼻炎，呼吸不通畅，在面部应象系统里，鼻梁对应胸骨，鼻腔对应胸腔，所以，对于胸腔呼吸不顺畅的患者，我会在他鼻子两边的肌肉，鼻翼周围或者跟鼻翼相关的某个地方，找到特殊的反应点来针刺。如果找了半天没找到，那在这儿扎针就没有效，或者效率不高、效果不明显。如果摸到这个东西，扎准了以后，那么他的鼻腔会有反应，在呼吸的过程中，会突然感受到胸腔开阔了，胸腔一下打开了，很开阔、很舒服。有的患者甚至说，我觉得整个鼻腔都吸满了，充分打开了，而且我感觉到在房间里面好像吸到了很清新的空气，就像雨后森林里面那么清新。

还有，我们沿着颧骨的边缘摸一摸，想象一下，这里对应人体哪个部位？是胁肋，肋骨下面也是一个弧形的东西，这样就可以对应。在临床上，有些肝气郁结的患者，如果他双胁胀满，我们在颧骨边缘相应的位置摸到一些小疙瘩、小结节，用力压的时候他有痛感，然后用一根针斜刺进去，有的患者在进针的一瞬间，他的双胁胀满就消失了。

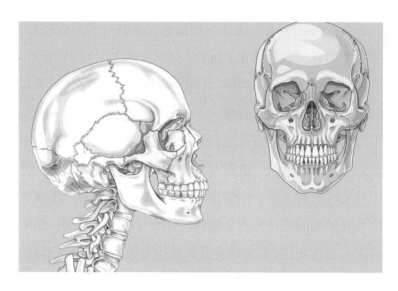

头骨正面、侧面示意图（颧骨位置）

　　在某一个局部观察到了这么一个应象的联系以后，按照"有病必有象，有象必有应，取应必有验"去做。如果这儿有反应了，扎准了，就会很有效。

　　在我们头皮上也有这样的一个应象系统。想象一下，有一个人，面朝下，趴在头皮上，他的头是在额头发际线中间的美人尖那，往下是脖子，再往下是腰椎和骶椎，到了后脑勺这里有个"人"字缝，像张开的两条腿。

　　这些观察很有意思，可以按照这个原理，演化出各种可能性来。这是一种观察取象的思路，根据这个思路，我们可以在很多地方找到这样的可能性。先取象，然后找准，找到这样的可能性，有病必有象，有象必有应，

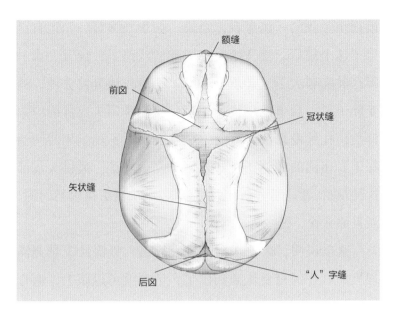

额缝

前囟

冠状缝

矢状缝

后囟

"人"字缝

头皮应象系统

取应必有验。这个取象是一个大致的、模糊的部位，但是病灶所对应区域的异常反应就是具体的了，它不是模糊的。在应象系统里面相应的位置，我们找到一个异常点，扎在那个地方，它就有效，如果没找到具体的异常反应点，扎上去就不管用。

这个方法看起来非常简单，但临床用起来疗效非常好。我曾经用头皮的这个应象系统，治好过下丘脑—垂体有肿瘤的患者。垂体里边长了一个小豆粒大小的肿瘤，这是非常难搞的，一般医生会说先观察，如果长得太大就做手术，关键是手术以后很多人会出现内分泌失调，因为下丘脑和垂体是内分泌的神经中枢，做手术很容易被损伤。我的一位患者，她是一名影视演员，知道自己得了这个病后，就开始研究肥胖的戏路了，说万一有一天这肿瘤长大了，必须做手术，到时候内分泌失调，就变胖子了。后来她来找我调理，我就是用头皮部的应象针灸，扎针没几次，可能就是三五次，不到半年时间治好了。相同的病例还有好几例，都治好了。通过头皮的这种观察，在这里扎两针，竟然可以解决这么可怕的问题，而且那么快，挺令人吃惊的。

这也说明，应象观察非常有意义，极简针灸是充满理性的。我们只要认知到位了，治疗就可以跟上，而疗效也随之呈现，这就是确定性，是身体给我们呈现了一种依据。我们按照身体呈现出来的依据去治疗，就会产生一个疗效的确定性。

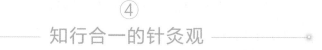

④ 知行合一的针灸观

知行合一，是我们极简针灸提倡的一个针灸观。我经常说一句话：解决一个问题，最核心的关键在于你如何去认识这个问题，当你把问题认识清楚了，解决的方法也就呼之欲出了。对于医生而言，如果我们的认知是基于对身体的理解，底层逻辑足够坚实，接近真相的话，那么应该就能够达成两个目标：第一个，已经发生在患者身上的疾病和症状，能够进行合理的解释；第二个，从身体提示的依据入手治疗，未来会发生什么，治疗以后哪个能好，哪个先好，哪个后好，能够有一个基本的预判。

在我的认知体系里，有三个手段可以帮助我们去认知身体：一个是心，一个是眼，一个是手。心就是思维方式——对身体认知的匠心独运的思维方式；眼就是眼睛的望诊；手就是手的触诊。通过这三种手段，我们对身体的认知到位以后，治疗就跟上了，可以达到这样一种效果，我知道怎么治，并且可以提前预判疗效。

比如，一个人有心脏病，胸痛得很严重，痛如针刺，痛有定处，看他的舌质青紫，舌下络脉曲张，这符合瘀血的特征。这是思维的过程，在操作层面，就是要找血管放血。在我的认知层面，心胸不适或许在肘窝区域会找到瘀络，心包经不是经过肘窝吗？这个地方大概会出现一个形色异常的瘀络，这都是由我们的思维方式决定的，就在那儿找一找。先想到它，然后找到它，一看，这里有根血管，它的形态是异常的，鼓起来了，它的颜色是异常的，特别青黑，接下来，我们就用一个针头扎进去，放出来一点血，他的心胸不适应该立马就缓解了。

再比如，一个人胃寒，有人说扎中脘穴，要是我的话，不会这么做的。我会先在中脘穴上下用手轻轻触摸一下，摸到那里确实很冰凉；然后，观察一下有没有哪个地方毛孔特别粗大，看到有几个黑色的毛孔特别粗大，那就是核心的地方；我再用手轻轻地压一压，摸到一个点特别硬，用力压会特别痛，我会在这个地方扎针。这里不见得就是中脘穴，但是你找到这个点去扎，效果会更好。

所以，我们用心、眼、手三种手段去认知身体。首先，用心，用你的思维方式，你能想到这个事儿。然后，用眼睛的望诊和手的触诊去找到处理的地方。最后，你再用针扎到它，让实在的疗效显现出来。我们得先想到，然后再去找到，最后再去做到，诊断治疗一气呵成。我们知行是合一的，对身体的认知到什么层面，操作就能做到什么层面，这种认知产生确定性以后，一切都变得简单了。

极简针灸的思想是知行合一，方法不是最重要的，我们的认知和观察最重要。只要认知到位，这么去做了，疗效就是确定的。而不是我们掌握了一个东西，听起来挺过瘾的，最后做起来不管用，于是反省是不是我对这个东西的理解不到位，回头再去理解它，温习了半年以后，发现还是不行。当换了一个观察角度，换了认知方式以后，我们就会发现疗效是确定的，这就叫知行合一，是我想要传递给大家的针灸理念。

是患者的身体

说　　　了　　　算

不是医生的脑袋

说　　　了　　　算

我 们 要 学 会 用 手 去

问 穴 位

问 身 体

问 生 命

身 体 知 道 答 案

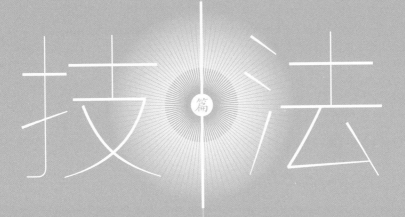

技法篇

还记得我在前面提到的小故事吗？我一开始不知道那个结石后来掉下来没有。就在指导完的几天后，那个远在非洲的好朋友给我发消息说："大哥，非常感恩！我母亲一开始扎针就不疼了，第二天早上小便的时候，她听到石头掉出来的声音，也看到石头了，但不敢确认还有没有，就去拍了个片子，发现整个泌尿系统里面都没有石头了，好神奇！"他还说，当时他舅舅手抖得厉害，因为没有给人扎过针嘛，这是第一次做，抖着把针扎进去了，结果效果这么好。

　　所以说，在学习针灸之前，我们要充分了解自己的身体。就算之前没学过任何针灸相关的理论知识都没关系，充分认知我们的身体之后，针灸就会变得简单易学。

技法入门知识

为了帮助大家掌握极简针灸的"三调"技法，我先把一些技法入门知识梳理一下，跟大家探讨一些基本概念。

① 同身寸、骨度分寸

针灸里经常讲到寸，比如足三里在外膝眼下3寸，胫骨旁开一横指，用2寸的针直刺1.5寸。针灸的穴位标记、针的长度、针刺深度等，都会用到寸。其中，穴位标记的寸不是固定的，因为我们针灸取穴用到的一个比量方法是同身寸和骨度分寸。

同身寸就是根据患者本人某些身体部位来划定分寸。你身上的1寸，和我身上的1寸，可能是不一样的，因为高矮不一样，1寸也不一样长。中医治疗经常会用到同身寸法来定1寸、2寸、3寸。1寸是用中指或者拇指来定。中指中节内侧的两个横纹头之间的距离就是1寸，这是中指寸。用拇指来标定，拇指指间关节的宽度就是1寸，这是拇指寸。2寸是将患者的食指、中指、无名指三指并拢，以中指第一节横纹处为水平线，三指并拢的宽度就是 2 寸。3 寸是用大拇指之外的四指，四指并拢后，以中指中节横纹处为准，四指横量作为 3 寸，这个比量方法叫做"一夫法"。这些都是用患者的手定的同身寸，不是医生的，但有时候临床上为了方便，如果医生和患者身高体型差不多，也会拿自己手比划一下代替。

　　骨度分寸是以骨节为主要标志测量周身各部的大小、长短，并按照这个比例折算尺寸作为定穴标准的方法。比如，前臂从腕横纹到肘横纹是 12 寸，下肢腘横纹到外踝尖这一段是 16 寸，这是一个基本的入门知识，在取穴的

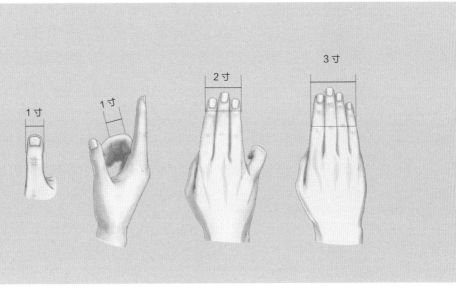

一夫法

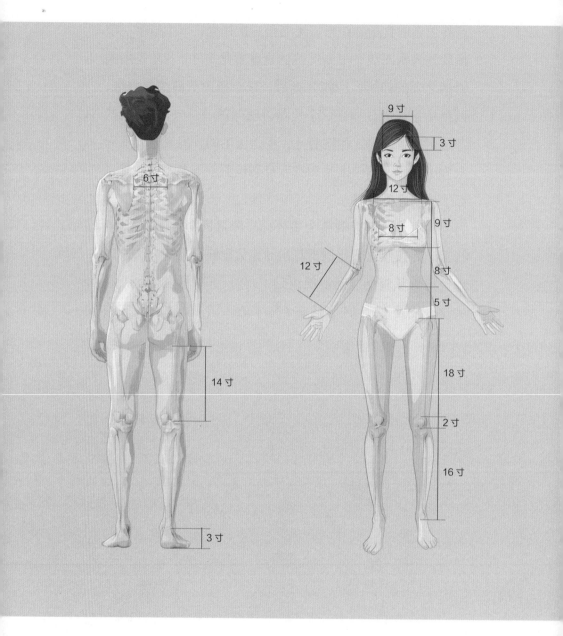

骨度分寸参考图

部位	起止点	折量寸	度量法	说明
头面部	前发际正中→后发际正中	12	直寸	用于确定头部腧穴的纵向距离
	眉间(印堂)→前发际正中	3	直寸	用于确定前或后发际及其头部腧穴的纵向距离
	两额角发际(头维)之间	9	横寸	用于确定头前部腧穴的横向距离
	耳后两乳突(完骨)之间	9	横寸	用于确定头后部腧穴的横向距离
胸腹胁部	胸骨上窝(天突)→剑胸结合中点(歧骨)	9	直寸	用于确定胸部任脉穴的纵向距离
	剑胸结合中点(歧骨)→脐中	8	直寸	用于确定上腹部腧穴的纵向距离
	脐中→耻骨联合上缘(曲骨)	5	直寸	用于确定下腹部腧穴的纵向距离
	两肩胛骨喙突内侧缘之间	12	横寸	用于确定胸部腧穴的横向距离
	两乳头之间	8	横寸	用于确定胸腹部腧穴的横向距离
背腰部	肩胛骨内侧缘→后正中线	3	横寸	用于确定背腰部腧穴的横向距离
上肢部	腋前、后纹头→(平尺骨鹰嘴)	9	直寸	用于确定上臂部腧穴的纵向距离
	肘横纹(平尺骨鹰嘴)→腕掌(背侧远端横纹)	12	直寸	用于确定前臂部腧穴的纵向距离
下肢部	耻骨联合上缘→髌底	18	直寸	用于确定大腿部腧穴的纵向距离
	髌底→髌尖	2	直寸	
	髌尖(膝中)→内踝尖(胫骨内侧髁下方阴陵泉→内踝尖为13寸)	15	直寸	用于确定小腿内侧部腧穴的纵向距离
	股骨大转子→腘横纹(平髌尖)	19	直寸	用于确定大腿部前外侧部腧穴的纵向距离
	臀沟→腘横纹	14	直寸	用于确定大腿后部腧穴的纵向距离
	腘横纹(平髌尖)→外踝尖	16	直寸	用于确定小腿外侧部腧穴的纵向距离
	内踝尖→足底	3	直寸	用于确定足内侧部腧穴的纵向距离

骨度分寸表

时候，就要依据身体骨度分寸等比例来找。比如，内关穴，它是在心包经上，腕横纹上2寸，心包经在前臂的中线上，我们先把线定好，然后腕横纹到肘横纹是12寸，把它分成6段，一段就是2寸，这个就叫"骨度分寸法"。

表格里的这些知识大家知道就行，其实这只是个规定而已，实际临床上不是那么死板的，因为身体是活的，穴位也是活的，我们真正取穴的时候，是要在身体上找到具体的反应点，通过眼睛的望诊和手的触诊来找到相应的藏病之穴。比如内关穴在前臂中线腕横纹上2寸，这只是一个标记，大体知道就行了。在真正扎内关穴的时候，我们要在这个穴位上下按压一下，找到最敏感、压痛最明显的地方，身体提供的依据才是真正要扎的反应点。我们都知道，心脏病扎内关穴很有效，但是一个心脏病患者，如果我们在内关穴找了半天，没有这样的压痛点，这个时候内关穴就不是我要取的穴位，因为这时候扎它没效。

假定有一个患胃病的患者，胃寒也好，胃溃疡也好，我们知道扎足三里很好，那么我一定是在足三里穴位的上下左右进行按压，找到一个最敏感的压痛点再扎，轻轻一按就很疼，这是个特殊反应点，就是藏病之穴，就是我们说的"有病必有象，有象必有应，取应必有验"。如果一个胃病的患者，在他足三里附近找了半天没有找到这个点，说明这个患者不适合在足三里扎，但可以找别的地方，在其他地方一定要找到特异反应。

是患者的身体说了算，不是医生的脑袋说了算，患者的身体比医生的脑袋要聪明很多倍。所以，我们要在身体上找到真正的依据。真正取穴的时候，除了穴位常规定位，还要经过眼的望诊、手的触诊，找到疾病相应的藏病之穴。身体会给你透露信息，关键是你有没有完全理解身体给你提供的依据。

② 针具的选择

"三调"技法是扎针和放血结合在一起的，这三种技法要用到的针具是不同的。工具很重要，工具的改进可以带来技术的革命，工具改变了，技术就会升级换代。

在针刺特效穴时，我们是用稍微细一点的毫针，比如规格是 0.25mm×40mm 的，0.25mm 是它的直径，40mm 是它的长度，40mm 就是 1.5 寸。我在微针调气的时候，有时用的针比这更细，甚至细到直径 0.1mm，一般直径 0.25mm 的基本上就够用了，长 1.5 寸的最常用，有些时候穴位浅就用 0.5 寸、1 寸的，如果穴位深，就用 2 寸、3 寸的。

在斜刺肌肉调经筋时，因为要处理筋结，所以针具要用稍微粗一点的毫针，常用的是 0.30mm×75mm 的，直径 0.30mm、0.35mm 的针基本可以用来处理肌肉的硬结了。至于它的长短，如果肌肉很丰厚很深，距离体表有一定的深度，当然要用长一点的。我平时是喜欢用长一点的，因为处理筋结时，针是斜着扎的，所以稍微长一点比较好。这个 75mm 是 3 寸的。

还有一种刃针，规格是 0.35mm×40mm 的，前面带了个刃口，这个我也用得比较多，有时候用直径 0.30mm 的，还有更细的 0.25mm 的。大家可能听说过，有个疗法叫小针刀疗法，用的就是类似这样带刃的针。患者关节有软组织粘连了，就用小针刀去把它剥离下来，有点外科手术的意思。在解筋结的时候，一些结节特别硬，用直径 0.35mm 的毫针扎很费劲，我就会用刃针，因为它前面带刃，所以很容易突破硬结，扎到里面去。我只是把刃针扎进去，然后换个角度旁边再扎一下，松一下就可以，不留针。在操作的时候，不会用小针刀的操作理念，用刀刃来切割剥离粘连。

放血，原先大家用三棱针，三棱针一次性给多位患者用不合适，每个患者专用也不合适，反复消毒则会给患者带来疑虑。那我们改变工具，用注射器针头来放血，这种针头能完全满足放血的需求，又干净又卫生，操作简略，痛苦又小。我们一般用 9 号注射器针头，体表血管放血的时候，把针尖对准血管扎进去，突破血管外壁以后，血就可以流出来，然后把针稍微放平，把针往里面推进一点，有一段针放在血管腔里面，这叫静脉血管留置。如果用力过猛，把血管内壁刺破了，里边出的血没排出体表，就会鼓出个血包，不过没事，过几天就散了。

总结一下，"三调"技法用的针具：直径 0.25mm 的毫针用来扎特效穴；直径 0.30mm 甚至 0.35mm 的毫针用来解筋结，非常硬的筋结会用到刃针，它的直径有 0.35mm 的，也有 0.30mm 的，甚至也有 0.25mm；放血就用 9 号注射器针头。针具就这么简单。

③ 触诊、望诊

技法入门的知识，我们还要讲一下诊法，主要是触诊、望诊，也就是你的手触摸到的、你的眼睛看到的。

在针灸领域，一个好医生，一定有着非常敏锐的手感。首先，一只手能摸到异常的东西，另一只手拿着针扎进去，针扎到体内以后，能通过细细的针尖感受到身体里面的变化，这就是手感，这是可以通过职业训练习得的。我们在针灸的时候，要扎什么穴，不是很僵化地按照骨度分寸去找那个点，而是要经过手的确认，找到疾病相应的藏病之穴，那才是真正的活的穴位，这个叫作揣穴。所以，我们在针刺特效穴、斜刺肌肉的时候，依然要触摸一下，通过触诊找到合适的地方再扎。

比如，有一些人，自己感觉肩颈特别紧，脖子转到一个角度之后就转不过去了。我们可以在他的斜方肌触诊，如果摸到一个很粗很硬的地方，那里就是扎针的位置，这是触诊告诉你的。

望诊，我们主要是望瘀络。放血的时候，要在哪里放？首先，得有一些基本的思维层面的判断，这种病痛应该在身体哪个部位放血，有了这个想法和判断后，还得用眼睛在那个地方找到瘀络，就是血管血络形态分布有异常的地方，然后才拿9号的注射器针头，对准扎到里面去把血放出来。所以，放血就是想到、找到、刺到，就这么简单。

我认为针灸医生的必备素养：一曰手感，二曰眼力，三曰心思。或者说，一要想到，二要找到，三要做到。一言以蔽之：手眼通天，匠心独运。要想成为一名出色的针灸医生，此三者缺一不可。

说到这里，想起《难经》有一句名言，叫："知为针者信其左。"这里的左手指押手，右手指刺手，也就是说针灸要信赖押手，要重视去探查穴位的情况，感受穴位皮肤的温度，触摸穴下是否有疼痛、结节、条索等。在我的认知里，这也是古人告诉我们要根据身体的客观反应去决定治疗的对策，如果用一个字来描述，那就是

"问"，我们要学会用手去问穴位、问身体、问生命，身体知道答案。你去问它，它就会以生命特有的语言回答你，你通过手和眼睛去感知，发现生命的一些趋势，找到身体程序的开关，然后顺势而为，轻轻地拨转一下，治疗的过程就自然而然发生了。所以，高明的针灸在这"一问一答"之间就完成了，它是根据身体的指引、顺应生命的趋势去进行的，并不需要多么高深的功夫、多么有技巧的针刺方法。这是我对"知为针者信其左"的理解。

我们要在身体上通过触诊、望诊找针灸的依据。比如，一个人胸闷气短，心胸的病变，可以在内关穴找一找、望一望。眼睛一看，在内关穴附近有一些弯弯曲曲的小血管，颜色也发青发紫了，这就是所谓的藏病之穴，通过望诊就可知道。或者在内关穴附近用力压一压，可能找到某个点特别疼，离开半寸它就没有那么疼了，那就是这里了。我们通过望诊、触压找准了藏病之穴，然后就在这里用"三调"技法。

我们这套简约的针灸模式是由三种技法组成的，也就是"三调"技法——调气、调血、调经筋。

在我的整个针灸体系里，总结了五种技法，叫作"三调一治一通关"。

"三调"是调气、调血、调经筋。

"一治"是微针治神。我发现很多疾病背后都是情绪在起作用，都是心理在起作用。心理问题跟童年的成长过程有关，童年期最终形成了一个人的性格底层，我们通过微针调气帮患者把底层的一些负面情绪释放掉，他的性格会发生改变。

"一通关"是通关解膜针法。这是我自己发现的一个很特殊的针法。

这些技法在操作层面，就是针刺和放血。通常说的针灸包括针刺和灸法，但是在我的临床当中，灸法用得非常少，主要有两个原因：一个是灸法操作起来不太方便，对环境有些要求；再一个是我用微针调气的方法能够很好地解决那些灸法的适应证，而且疗效比灸法来得快，特别是体寒、阳气不足虚寒的患者，用微针调气的方法可以在很短的时间内改变患者体质。所以，我灸法用得很少，主要方法就是针刺和放血，针刺包括刺特效穴、斜刺肌肉。

关于特效穴，我前面讲过，经络理论揭示了身体的一个事实和规律，就是身体的不同部位之间存在着特异相关性，我们用这种认知，就可以在很多部位找到特效穴。后面具体到治疗篇的时候，我们会讲每个病怎么治，怎么找特效穴，它的规律在哪里，怎么掌握它的特效性。

我们经常引用一句话，清代医学家王清任说的，"气通血活，何患疾之不除"。就是说，如果一个人身体上的气脉调通了，血脉调通了，基本上很多问题就解决了。所以在整个针灸的应用层面上，我主要是用气血辩证来指导针灸实践。身体无非气血而已，针要刺在气脉、血脉两个地方。比较细的针是调气脉，刺在筋膜之间的间隙上；稍微粗一点的针解决的是肌肉的硬结，这是气脉、血脉之间的边界系统；放血是调血脉，在血管上操作。

我也可以提炼三个关键词：一个是特效穴，一个是筋结，一个是血络。针刺特效穴、斜刺筋结、血络放血，就这么简单。这三种技法当中，任何一种技法用好了，都会有非常好的结果。

① 针刺特效穴
（调气）

特效穴，也可以叫天应穴，意思就是天然的身体自然反映出来的穴位，它不是穴位图上规定的位置那么死板。《黄帝内经》说："有诸内，必形诸外。"身体生病的时候，我们很大概率会在体表某个地方找到有特异相关的穴位。只要能把特效穴的存在规律总结掌握，就会发现，事实上哪儿都可以找到相应的特效穴。所谓只有"法"而没有特定的穴，一个病可以按照同样的规律找到很多个穴位来对治，所谓的"握一法而通百穴"，就是这个意思。

讲到特效穴，首先要认可我们的身体是有特效穴的。因为探究经络本身，就是想尝试去解释为什么不同身体部位之间存在特异相关性的联系。特效穴的存在是经过验证的，也可以说，身体不同部位之间特异相关性确实存在，这是一个不争的事实，我们只需要把这个事实背后的规律总结一下，按照这个规律的指导，"握一法而通百穴"，然后再根据望诊和触诊找到具体的反应。你先打开认知方式、思维方式，先想到可能会在哪个地方，然后再通过眼睛的望诊和手的触诊找到它，最后选取一个最合适的针具扎到它，就这么简单。

· 操作方法

针刺特效穴具体是怎么操作的？

第一步，消毒。一般是用75%的乙醇消毒。消完毒以后稍等一下，让乙醇自然挥发，或者用干棉签把乙醇擦干，因为乙醇还没挥发完时，扎针进去会有点疼。

第二步，选择针具。扎特效穴用比较细的毫针，一般直径0.25mm的就可以，如果有更细的更好，针的长度要根据穴位深浅来定。有些人担心指力不够，那可以用管针，这不用什么指力，只要你一拍，针就进去了。

第三步，进针。进针的时候要发挥一下望诊，如果扎的这个穴位附近有小毛孔，就要避开毛孔，因为扎在毛孔上挺疼的。如果穴位附近正好有血管，也要避开，尽可能不要扎在血管上，因为这不是要放血。为了避免进针的疼痛，有两种进针方式：一个是快速破皮，因为表皮的神经末梢非常丰富，快速破皮会减轻进针时的痛苦。假如你用管针，注意避开毛孔、血管，快速拍一下，一下子针就进到皮下了，不会疼的。还有一个进针方法，就是把针慢慢地捻进去，捻转的角度不要太大，不急不躁地往下捻，捻得越慢越好，越慢越不疼，就这么简单。所以，要不就极快，要不就极慢，都可以减轻进针的痛苦。

第四步，得气。针灸操作有捻转、提插两个操作术式，捻转是水平的操作，提插是上下的操作，一般捻转用得比较多。进针破皮以后，可能会碰到一个硬的东西，因为肌肉由很多肌纤维组成，碰到硬的肌纤维后，再慢慢地捻针，一边捻转一边给一个向下的压力，这个针就进去了。当扎到某个点时，患者反应这个地方酸酸的、胀胀的，或者麻麻的，带点微痛，甚至某处肌肉会抽动一下，这都是扎到穴位以后得气的感觉。但我们如果使用微针调气，更高级的得气，患者是没有感觉的。得气之后，针就可留在那儿了。

第五步，留针。留针的时间，一般是半个小时以上。有个说法是，全身十二经脉循行一周用的时间是 28.8 分钟，这是留针半个小时以上的一个依据。我留针的时候，喜欢留长一点，习惯留针 45 分钟左右，特别是一些患者有慢性病、多系统病变的时候，甚至留针 60 分钟以上。我的很多患者，扎完针以后，一边关注呼吸，一边就很舒适地睡着了。留针的时间，患者深睡了一觉，这个非常好，醒来后他会感觉焕然一新。

第六步，起针。起针的时候，有一定的讲究。你先把手放在这个针上，轻轻地捻转一下，看看针紧不紧。因为在留针的过程中，也许患者咳嗽一下，或者身体动了一下，比如手原先是放在肚子上的，睡了一觉手放下去了，这些动作可能会导致肌肉纤维把针缠住了，发生滞针。捻转的时候，发现针很紧，这就是滞针了，如果硬拔，患者会痛。这时候，让患者慢慢地恢复到扎针时的体位，然后再捻转一下看针紧不紧，如果发现还是紧的，不要着急，轻轻地小角度地左右捻转一下，转一转它就松下来了，松了以后再慢慢分段往上提，这个过程就不会痛。针拔出来以后，如果针孔这里有出血，用棉签压一下。古人对出针还有很多讲究，如果要补气，出针的时候立马就把针孔按一下，这样不容易泻气。

·注意事项

针刺特效穴，手法须轻柔、缓慢，患者就会有舒适感，那种酸酸的、胀胀的、麻麻的、痒痒的、肌肉抽一下的状态，是正常的得气的表现。如果有尖锐的刺痛感和电击感，那是刺到血管或神经了，要及时调整。当针尖碰到血管时，患者会产生尖锐的痛感。如果针尖碰到神经，这时候患者会有一种电击感，这种瞬间触电的感觉是不太愉快的。在内关穴扎针，很容易碰到神经，一般我在扎内关穴的时候，会选一个合适的方向，找一根更细的针，手法轻一点，尽量不让患者产生那种不愉快的电击感。所以，刺中不同的组织，会产生不同的感觉，如果不小心刺到血管和神经，针就不要再继续往下扎了，我们先把针一边捻转，一边提出一小段来，然后避开血管和神经，换一个方向再往里面扎。

在进针的过程中也有一些小技巧。减轻疼痛的小技巧有很多，除了前面说的那些，还可以配合患者的呼吸。让患者做自然的或者深长的呼吸，在他呼气的过程中，轻轻地捻转进针，因为呼气的过程中患者是放松的，心情放松，肌肉放松，神经也放松。根据他的呼吸节奏，一呼气就把针捻转进去，呼气结束到吸气的时候，手放在针上先停下来，一呼气再捻转进去，这样轻柔地、缓慢地，然后配合他呼气的时候去进针，就能比较好地减轻患者扎针的痛苦。针灸的体验感很重要，如果患者有好的体验，越放松越不疼，你扎了一两次又很有效，疗效又很显著，那么他就容易接受针灸。

在我的针灸体系中，我不太关注像其他医生一样做多么复杂的操作术式。针刺特效穴就是先想到、再找到，进针前先消毒，然后用合适的针具，破皮进针，配合呼吸，轻柔缓慢捻转，得气以后留针，就这么一个完整的过程。你说这个患者很寒、阳气很虚，要不要给他做一个三进一退的烧山火手法？我不会这么做的，我会找到合适的穴位，扎完针以后，等患者体内阳气起来，自然就会把体内的寒气排出去。脚底开始冰了，开始冒风了，肚子开始暖了，开始热了，这是一个自然的过程，不需要做太多刻意的操作术式。我认为，真正的补法是：气血流通即为补。你让他的身体气血流通了，身体自己就能恢复正常，达到"补"的效果了，而不是医生通过一个复杂的操作术式去补。

解筋结：肌肉斜刺
（调经筋）

解筋结，针刺的具体对象是肌肉。在经络循行线上有很多的肌肉，古人把在同一条经络上的那些肌肉看作是一个整体，它们组成的系统叫作经筋，我们"三调"技法的调经筋，就是处理经筋系统肌肉上的硬结。肌肉两头是肌腱，中间是肌腹，解筋结的操作对象是中间的肌腹部分。

肌肉的劳损在当代人当中太普遍了，有很多的颈椎病、腰椎病，很多的运动损伤，包括一些关节疼痛，大部分问题都出在肌肉上。比如，患者头晕、头胀、头昏，中午吃完饭以后犯困，检查发现颈椎的生理曲度变直了，一般就定义为颈椎病。但是事实上，很多时候不是骨头层面的问题，颈椎本来就有生理弯曲，它也不想变直，是被肌肉给拉直的，病根在肌肉上。

举个例子，一个70多岁的老人，膝关节疼痛，走路疼，上下楼梯疼，或者说蹲起时不方便了，既有疼痛感又活动受限，大家一般会去找个骨科医生，拍片一看，发现膝关节有骨刺了，髌骨磨损了。人体正常情况下没有骨刺，髌骨不应该磨损，按照这个理解，解决类似膝关节疼痛，就要把骨刺去掉,严重的甚至还要动手术。既然髌骨磨损了,那就换个人工的,但在很多情况下,这是一种过度治疗,很多的膝关节疼痛,其实是膝关节周围的肌肉劳损挛缩造成的。

肌肉的劳损,主要原因有四个:一是外伤,比如搬东西时扭了腰,磕磕碰碰伤到了。二是静力性损伤,就是持久保持某一个动作造成的肌肉损伤,比如每天在电脑前办公,工作时一坐就是一上午、一下午,颈椎持续保持看电脑的动作,这种静力性损伤是被很多人忽略的,造成的影响也是巨大的。三是受寒,寒主收引,一受寒,血管和肌肉就收缩了,长期下来会造成肌肉挛缩。四是情绪压力,比如,一个人经常发愁,一发愁就不自觉地皱眉,长久以后就出现一个竖心纹。

劳损的肌肉都会存在一个挛缩的状态,这时候肌肉有四个特点——变短、变粗、变硬、压痛。肌肉变短,有些动作就完不成了,动作受限了;肌肉变粗,是因为挛缩变粗,它本来不应该那么粗的;至于肌肉变硬、压痛,我们用手触诊,肌肉是软是硬能摸出来,然后轻轻一压,患者很疼,很抗拒,这就是压痛。

肌肉劳损挛缩在临床上是不可忽略的。像有些人早上一觉醒来,打了个喷嚏,就腰痛、腿痛、腿麻得厉害,到医院一检查,发现腰椎间盘突出压迫坐骨神经了,往往这是他之前或是因为外伤，或是因为静力性损伤，或是因为受寒，腰椎周围甚至扩展到臀部的一些肌肉，已经有劳损挛缩了。两节腰椎之间的椎间盘，因为周围肌肉挛缩变短，本身就拉得很紧，已经受到了巨大压力，在这样的情况下，早上起来不小心受寒打了个喷嚏，那一瞬间腹压增高又挤压到椎间盘，椎间盘就这样突出了，根本原因，其实还是肌肉劳损挛缩。我在临床上就是因为考虑到肌肉这部分，所以用实践证明了 90% 以上的椎间盘突出患者，是可以通过针灸治好的。

　　我可以比较肯定地说一句，几乎所有的病痛，包括外在躯体病变、内脏病变，都会在体表的某些特定部位上，在肌肉层面上找到特异的反应找到依据，甚至一些异常的情绪压力也会在肌肉上留下痕迹。

　　举个例子，当一个人持续承受压力，非常紧张的时候，他会这么描述，我最近压力太大，有点扛不住了。我们压力大的时候，就会下意识把肩膀耸起来、绷紧了。因为有压力大扛不住的这种心理状态，我们的身体就会表现出肩部肌肉硬了、短了、粗了。如果我们用这个角度去解读，去解筋结，患者的肩部肌肉变软了以后，会长舒一口气，说我太舒服了，这个舒服不仅仅是肩部放松，更多的是心理层面如释重负的感觉。

肌肉劳损挛缩有四个特点：短了、粗了、硬了、压痛，那么它微观的生理、病理机制是怎么样的呢？

讲到这一部分的时候，不得不提一个人，我要感谢卢鼎厚教授，他做了一个很了不起的研究。现在，卢鼎厚先生应该已经90多岁了，当年我在澳门行医时，还专门把卢鼎厚夫妇请到澳门去，我们一起待了很长一段时间。

我们先理解肌肉的组织结构，一块骨骼肌在微观层面上是由很多很细小很短的肌节组成的，一串又短又细的肌节通过结构蛋白连接起来，像手拉手一样，就变成一条长的肌原纤维，然后很多条肌原纤维形成一根肌纤维，很多根肌纤维形成肌束，很多的肌束顺着并排，就形成了一块完整的肌肉。卢鼎厚教授当年发现运动员慢性劳损的情况很多，做了一个运动损伤的研究，他把劳损挛缩的肌肉切下一块，放在高倍的显微镜下观察，发现劳损的肌肉在微观上结构没有变化，但是肌纤维的排列发生了变化，正常是一根一根顺着并排起来的，现在它们拧在一起了，像拧麻花一样。一拧是不是就短了、粗了？

肌肉劳损挛缩的时候，在微观的结构上没有变化，而是内部排列组合发生了变化，这是身体自我调整的一个很聪明的方法。为了把劳损的肌纤维力量加强，防止它们断开，于是将它们拧在一起，像很多根细绳拧在一起一样，这样就加固结实了，这是人体的代偿反应，是身体为了自救采取的一个不得已的办法，我们需要这样来理解身体。

卢鼎厚先生是生理学家，他发现了这个现象以后，想了各种方法来重新恢复肌纤维原来的并排排列，结果找到两个非常有效的方法，一个是针刺，一个是静力拉伸。有意思的是，针刺肌肉的方法他还做了对照观察。怎么做的呢？他用了两种针刺方法，一个是斜刺，一个是直刺，治疗以后在宏观和微观层面观察肌肉的变化。在宏观层面，就是看肌肉有没有变软，有没有恢复原来的弹性，这个一摸就知道了；至于有没有变长呢，原来脖子转不动，转的角度很小，扎完以后脖子能转，转的角度大了，就说明变长了。在微观层面，把治疗过的肌肉再切一小段放在高倍显微镜下观察，看肌纤维排列恢复得怎么样，排列得整不整齐。最后，观察的结论是，直刺和斜刺差别非常大，一定要用针斜刺肌肉硬结，这样效果才好。所以斜刺很有效。

静力拉伸的方法，对于劳损肌肉的恢复也是有帮助的，而且这个方法是患者可以自己做的。怎么做呢？肌肉劳损后，肌肉变短了，关节活动受限了，那我们就做这个受限的动作，缓慢而持久地静力拉伸，去把肌肉给拉开。要注意的是，一定要持久地、慢慢地拉开它，千万不能快，快了容易造成新的损伤。所以，现在有一些拉伸的疗法，包括一些瑜伽动作，都是非常好的办法，对肌肉恢复也有帮助。

前面说到腰椎间盘突出压迫坐骨神经痛，往往在椎间盘突出之前，患者已经有腰椎和臀部周围肌肉劳损挛缩的情况，根还是在肌肉上，当我们认识到这个层面，接下来解决的方法也就有了，可以斜刺肌肉，可以静力拉伸。比如，我们可以自我疗愈，拿出 1 周时间，卧硬板床休息，平躺在床上，慢慢地把那条痛的腿伸直抬高，抬到一定程度抬不动了，就保持在那个位置，累了把腿放下来休息一下。然后，重复做这个动作，慢慢地抬，比上次抬高一点点。如果自己做动作很难，也可以让家人帮你，把腿抬到一定程度后就停下来，多次重复，慢慢抬高，不要暴力。这个就是拉伸臀部、腰椎周围的肌肉，随着腿持续抬高，腰椎周围的肌肉拉伸变长之后，腰椎没有拉得那么紧了，椎间盘突出那个地方神经出口空间相对宽松了，症状就缓解消失了。所以，除了椎间盘突出压迫马尾神经导致大小便失禁的极端情况，90% 的椎间盘突出是可以保守治疗的，既然是肌肉劳损挛缩，那就可以通过斜刺肌肉、静力拉伸解决。

· 操作方法

斜刺肌肉的具体方法很简单，首先，得摸清肌肉的形状、走向，找准肌肉的硬结。知道肌肉是怎么走的，那就可以在肌肉体表投影的这条线上找一个进针点，不要从垂直方向去扎，而且进针点要离准备刺的硬结有一段距离，因为是斜着扎进去的，为了让针尖扎到硬结的中心点，那么进针点一定是离开硬结中心点的。

我们要用稍微粗一点的毫针，比如直径 0.30mm、0.35mm 的，针可以长一些，如果遇到非常硬的筋结，也会用到刃针。进针的时候，先快速破皮，然后把针身调整到一定的斜度，可以和皮肤夹角 30°～60°，这个角度位置是为了瞄准，最后扎到硬结的中心。如果要刺的位置很深，那进针点的选择离硬结中心体表投影点不能太远，进针的角度要大一点，既要保持斜着，又要保证能够准确刺中。

调整好角度之后，慢慢地往里进针，穿过皮下浅筋膜，就到了脂肪层，然后针尖就碰到肌肉了。当碰到肌肉的时候，针下会感觉到有一定的阻力，因为肌肉外面有层膜。这时候顶住它，然后瞄准硬结的中心，稍微用点力往下压一下，慢慢给它一点压力。在压力越来越大，针尖还没有突破肌肉外面那层膜的时候，患者会有微痛的感觉，一般是以胀感为主。这时候，仍然保持下压，再轻轻地捻转一下，很快针尖就进到肌肉里面去了，然后慢慢地往里斜刺，延伸一小段，刺中肌肉的硬结中心。刺中以后，医生会有感觉的，很多时候还会看到肌肉在那一瞬间抽动了一下，患者会感觉到胀感。然后可以留针，也可以不留针，刺中以后不留针也依然有很好的效果。

有朋友问，如果肌肉有很长一段都是硬的，怎么办呢？那我们可以有两个选择，一是并排地多扎几针；二是扎一针用不同斜度瞄准，比如扎了这个点以后，退出来放得低一点，瞄准稍微远一点的位置扎一下，然后扎完再退出来，再瞄准扎远一点的位置。如果你这一针扎了三个方向，依然不足以覆盖，那就把针整个取出来，再换一个进针点处理一下。

· 注意事项

肌肉斜刺就这么简单，不过有些位置在操作的时候要有一个安全保证。在做肌肉斜刺的时候，有些位置要特别小心。

比如肩颈，下面就是肺尖，如果不小心扎到了肺尖，可能造成气胸，这会危及生命，要去医院抢救的。我们尽量避开在这里操作，如果一定要去处理，右手拿着针，左手把肌肉捏起来，进针的时候要从下往上斜刺，然后扎中了就退出来，不要留针。即使不小心刺到肺尖，马上退针出来，是没有问题的。有时候，临床上还要拿一个大针头做肺部穿刺，刺到没事，就怕留针太久造成气胸。如果我们进针点本身就比肺尖高，针尖往上刺，肌肉又被捏起来了，根本就扎不到肺尖，而且又不留针，那么这么做就是安全的。

还有后背，我也建议不要扎针，一定要扎，进针点在脊椎边，越靠近脊椎越安全，然后扎在皮下就行了，因为深刺就可能刺到内脏，同时也不要留针，扎了就拔出来。我曾经有个朋友就遇到非常危险的情况，他有一次因慈善活动去山区，刚好碰到当地有义诊，一位医生在他后背扎了几针，留针半个小时。他回家之后，半夜出现呼吸困难、胸闷胸痛，打"120"急救，发现是针刺到肝里面去了，肝内大出血，差点要了命。所以，针刺的安全性一定要保证。我们经常说，"背部薄如饼，腹部深如井"。背部薄得就像一层饼，注意不要深刺；腹部像井那么深，深刺是没问题的，但扎针前我们应先让患者去小便，把膀胱清空，而且也不要留针，这样会更好。

医疗的原则，首先是安全，在安全大前提下，再追求疗效。当然，我们追求的疗效，不只是速效，更是持久的疗效，这是完全可以做到的。

③
刺血精要
（调血）

刺血，又叫放血，我还喜欢叫刺瘀。刺瘀是怎么来的呢？有一次南怀瑾先生跟我说："左医生，放血听起来挺血腥、挺吓人的，你能不能叫它刺瘀？"我觉得这个名字起得挺好的，后面也就这么叫。

刺血是针灸临床非常重要的一种技法，甚至可以说是一个优秀针灸医生的必备技能，如果一个针灸医生不会刺血，我认为功力会差很多。在刺血这个领域，我做了深入的研究，以前给专业医生讲课的时候，有一堂专门讲刺血的课，讲了3天。在董氏奇穴体系里面，疗效最有确定性的，我认为就是它的刺血，这是非常独到的一个方法。国内擅长放血的，以前安徽有位老太太叫王秀珍，她的刺血疗法最简单，非常简约，疗效可靠。现在，也有一些针灸名家擅长刺血，比如贺普仁贺老，贺老有微通、温通、强通的"三通"法，这个强通就是放血。在中国民间一些少数民族医学里面，像藏医、苗医、蒙医，放血也都有独到的地方，他们对血脉系统有独特的认知，在放血操作过程中也有特殊的一些技法，我都做过深刻研究。此外，我还研究了海外的一些放血流派，比如韩医放血、日本汉方医放血等。在众多的研究基础之上，我有些独到的认知，这里给大家分享一下。

我把刺血疗法的施治对象，也就是血络，做了个分类：一个是阳络，这是体表可见的静脉血管；一个是阴络，这是深藏在体内的血脉。那么，刺血疗法也就随之分成了阳络刺血和阴络刺血。这个分法是我提出来的，之前在针灸界没有人这样分过。

在我发现阴络刺血之前，《黄帝内经》提到的阴络，只是个生理概念，没有变成刺血的技术。因为以前刺血用的三棱针，要把一根粗的三棱针扎到体内去放血，是很麻烦的事情，扎中了体内血管，把这个三棱针拔出来后，血很快就止住了，但皮肉之下会鼓起一个大血包来。现在，我们有了注射器针头，事情就变得简单了。

我把阳络刺血还做了细分，分为大络刺血和微络刺血，这个分法也是我自己创造的。我把那些体表可见的大血管称为大络，在四肢末梢某些特定部位出现的极细小的血管叫微络。这个微络，不用特殊的方法是看不到的，或者说看到了也不知道如何操作，不知道怎么去用它。"微络"这个名字也是我起的，在《黄帝内经》里边没有提到过这个词。

阳络刺血操作的部位不多，就那么几个，用眼睛一看，就知道在那个部位有没有瘀络产生，如果有就放血，没有就不放。什么叫瘀络呢？形色上异常的血管就是瘀络，形是形态，色是颜色，血管鼓起来了，弯弯曲曲的，颜色青黑，甚至有些微络是发紫发红的，这就是可以刺血的瘀络。

最重要的阳络刺血区域是肘部及前臂、手掌、手指、腘窝及小腿，头部太阳穴区域，体壁。

在肘部，大家有时候会看到一些形态和颜色异常的血管，这些血管出现的位置略有不同，可能在外侧，靠近手太阴肺经，可能在内侧，靠近手少阴心经，也可能是在中间的手厥阴心包经。在肘部出现了瘀血，如果我们进行放血，大概率可以解决心肺甚至肝胆的问题，它对心脏病、肺部疾患包括肝胆疾患有治疗作用。如果看到肘部有好几个形色异常的血管，不想细究的话，可以大面积撒网，把内、中、外的血管都放了也行。如果要详细划分，在外侧

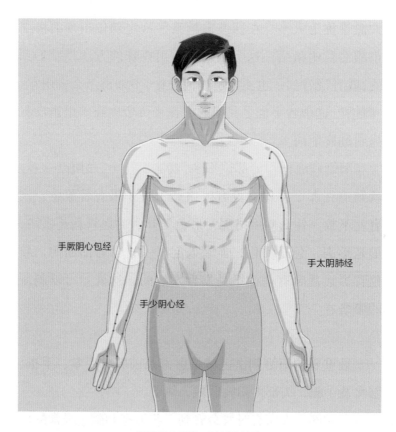

阳络刺血区域·肘部及前臂

血管放血对肺、对呼吸系统的效果更好；在中间血管放血对心胸治疗作用更强，甚至放血完成以后，患者一做深呼吸说胸不闷了，胸腔舒服了，睡眠好了，情绪好了，头不舒服的感觉也没有了。

手指刺血的机会特别多，后面我们会讲到手的应象系统。整个手伸出来，中指代表了身体中轴线，无名指和食指对应两侧上肢，大拇指和小指对应两侧下肢，那么手部应象系统发现有瘀络，是不是可以刺血治疗身体相应部位的疾病？比如，患者有肩周炎，夜间疼痛，符合瘀血特点，在他第二掌指关节的侧面找到瘀络，这个位置对应肩关节，可能在这里刺血，出个 1~2mL 血就有效了。

腘窝腿弯后面以及整个小腿后侧，是一个很重要的放血位置，身体后面的所有疾病，比如腰痛、后背痛、颈痛、头部痛，如果符合瘀血特点，在这个地方放血都可以治疗；甚至头顶痛、眉棱骨痛、眼睛不舒服，只要是足太阳膀胱经覆盖的位置，放血也都有效。有些人在腘窝委中穴找到瘀络，放血的时候还真是感觉到眼睛都亮了。包括也有人很擅长在腘窝委中穴和小腿后侧承山穴找瘀络放血治疗痔疮，因为膀胱经有个别络入肛门，所以在这个地方找到瘀络放血就很有效。

在小腿内侧面，也就是胫骨内侧面，包含了三条阴经——足太阴脾经、足厥阴肝经、足少阴肾经，我们在这个区域内放血，也可以解决很多问题。在这里，我打

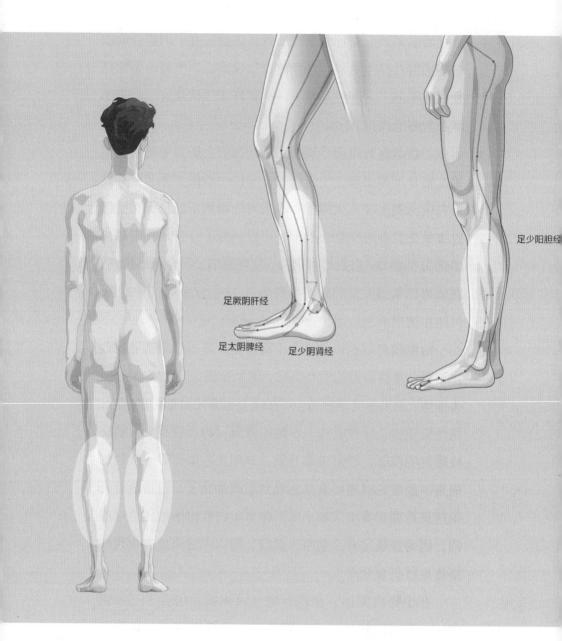

足厥阴肝经

足少阳胆经

足太阴脾经　　足少阴肾经

阳络刺血区域·腘窝、小腿后侧及小腿内侧、小腿外侧

破经络的概念,把这个区域分成上下两部分,大概率来说,一些心肺疾患,甚至胃病的患者,在胫骨内侧的上半部分容易出现瘀络;一些腹腔特别是盆腔的问题、泌尿生殖系统的问题,在胫骨内侧的下半部分容易出现瘀络。所以,我在这里按照瘀络上下部位来区分,在放血的时候会产生不同的功效。比如,在阴陵泉、董氏奇穴的肾关穴附近如果有瘀络出现,在这里放血对心脏病、对脾胃方面的疾病都有很不错的效果,如果是在胫骨内侧下半部分的瘀络放血,那对泌尿生殖系统、妇科的一些问题效果比较好。

小腿的外侧,也是一个放血区域,这里相当于足少阳胆经的位置,身体侧面的所有疾病,只要符合瘀血特点的,在这里放血都有效。比如,带状疱疹,它通常绕着整个身体侧面,发作的时候痛有定处、痛如针刺,晚上睡觉时特别疼,你可以在局部放血,把小水疱挑破了,扎两针刺血拔罐,当然,你也可以在小腿外侧找瘀络放血。还有些肩周炎的患者,肩膀不也是在身体侧面吗,如果你在小腿外侧这里看到有瘀络,他这个病又非常符合瘀血的特点,夜间特别疼,安静的时候特别疼,活动一下就会舒服一些,那你也可以在这里放血,效果有时候是立竿见影的。

在小腿的前面,足阳明胃经的区域,也有放血的机会。身体前面的问题,包括前额痛、胃不舒服、肠道不好,甚至鼻炎、口腔溃疡,都有可能在小腿前侧出现瘀络。只要在这个区域内找到有病变的瘀络,这个病症有瘀血的特点,那在这儿放血都会有好处。

还有一个体壁的区域,也就是前胸、后背、胁肋,在这里刺血拔罐也是有机会的。有些人腰不好,久坐之后很不舒服,站起来活动一会儿就舒服了,特别是在晚上睡觉的时候,躺在那很不舒服,夜间喜欢腰部垫点东西,这种情况我们可以在他的腰部放血。我们前面讲,身体后面的疾病,从腘窝到小腿后侧的这个地方出现瘀络的机会非常多,在这个地方找完以后,还可以在腰的局部再找一找,如果在腰疼的部位找到瘀络,在这儿也放血会更好。这个体壁放血往往是找到瘀络浅刺,浅刺以后就拔罐出血,因为体壁的有些血管本来很细,刺中以后自然流血不多,那么可以拔个罐,留罐15分钟,放血效果更好。我原来治过一个自身免疫性肝硬化的患者,治疗过程中的一个关键环节,就是在他的胸胁部找到很多密密麻麻的小红血丝,这也是在肝的体表投影区,然后就在这里进行体壁放血,用了3个月的时间给他治好了,到现在他的身体都还不错。

· 瘀血辩证

我们知道了常用的放血区域,每个区域放血以后大体的治疗范围,接下来还得考虑什么情况适合放血。患者一定是符合瘀血辩证,有瘀血才放血的,这是最重要的前提。

简单的方法,我们可以在刺血最常见的部位,像肘关节、腘窝，看一看有没有瘀络，或者直接看头颈有没有青筋暴露，民间说的青筋就是血管，比如看到太阳穴有青筋暴露，血管鼓起来了，提示你也许要放血。如果你没有在体表看到明显瘀络，那就要进行瘀血辩证了，这个瘀血辩证有两个层面，一是病症本身具备瘀血特点，二是整体瘀血体质辨识，接下来我们详细探讨一下。

第一个层面，根据病症本身特点进行瘀血辩证，主要是通过病症的发作特点来判定。如果病症发作是夜间加重，白天减轻，休息的状态下加重，活动以后缓解，有这些特点都可以考虑有瘀血存在。如果是白天加重，活动加重，晚上休息没事，那更多会考虑解筋结的机会。还有，病症发作的时候，痛有定处、痛有定时、痛如针刺，这也是提示有瘀血的。像有些人一到阴雨天就关节疼痛，有些女性每次月经期前一天就偏头痛，这些都要考虑瘀血。

第二个层面，从患者整体的体质进行瘀血辩证。首先是舌诊，患者伸出舌头，舌质是青紫的，把舌头翘起来，舌下血管是怒张的、青黑的，这就是一个典型的瘀血体质的人。然后是腹诊，在肚脐的左下方一两寸这个区域，摸到一个点，轻轻一压，患者表现为剧痛，有些患者会痛得蜷起腿来，这个被称为瘀血腹征。当然，在肚脐右下方出现压痛的机会也有，不过在左下方一两寸的机会最多。妇科病的患者，比如有宫寒、不孕、子宫肌瘤、输卵管炎症、月经不调的,在这出现瘀血腹征的机会非常多。一个女性,你只要问她来月经有没有血块，颜色黑不黑、暗不暗，如果她月经的颜色发黑、发暗，有血块，这本身就说明她是瘀血体质的。

外伤也是引起瘀血的一个很重要的原因。特别是伤到躯干、头面一些很重要的位置，比如不小心被桌角磕了一下，正好磕到太阳穴附近，或者不小心撞到胁下期门穴附近，伤在大穴附近，那个外伤会导致深层的瘀血，当时感觉没事，但是很多年以后可能会出现非常麻烦的问题。曾经有一个青年，他的脑干长了胶质瘤，我认真研究了一下患者的眼睛，在他白眼球的某个位置上，看到了一个很有特点的小血管，它是从眶内长出来往中心延伸的，这个血管发黑，到血管末梢越来越细，在末梢的地方有个小黑点，像画了个小句号一样，这在民间伤科被称为报伤点，就是意味着身体某个部位受过外伤。当时，我就说他受过外伤，他想了半天好像没有，后来想起来，之前在英国读书的时候，有一次打篮球人家把他撞倒了，他当场昏过去，过了半个多小时才醒，醒来没啥事，也就没有管。我认为，他的这个脑部胶质瘤，就跟他很多年以前的这个外伤有关。所以，有外伤千万不要忽略了，尤其是伤到一个重要位置，用药千万不要忽略了活血化瘀，用针千万不要忽略了放血。

一个有瘀血体质的患者，如果你没有注意到他整体的瘀血体质这个情况，只是针对患者所描述的毛病去治，那么就算你扎针扎得挺好，特效穴选得很准，局部经筋也处理得挺好，一开始效果是不错的，但到了一定程度以后，会发现老留点尾巴，不久他又犯病了，疗效不彻底，反反复复，所以整体的瘀血体质辨识非常重要。

· 操作方法

刺血之前，先准备一个东西垫着，防止出来的血流得到处都是。门诊上一般是放防渗透的布，有些人用尿不湿垫着也挺好，尿不湿有吸收作用，如果没有这些东西，最起码放点纸巾，出血以后接在纸巾上。

刺血的工具是9号注射器针头，很简单。我们有时候也用止血带。放血时，找准瘀络，在血管的近心端，也就是靠近心脏的方向，用止血带把它扎起来勒住，让静脉血管回流受阻，这样你要刺血的瘀络，血管就会更加怒张，又粗又鼓起来，很容易刺中。刺中以后，一直扎着它，因为静脉回流有阻力了，血就出得又快又多。如果患者瘀血特别明显，体质又挺强的，你想多放点血，这么干是可以的。如果患者太瘦，血管太细，但是有瘀血，还要放血，为了防止扎不准，就给他近心端用止血带勒住，让血管更加明显、更加突起，然后再扎。在扎上止血带以后，血管扎准了，血开始流了，但不想让血出得那么快、那么多，那把止血带拿走就可以。

刺血前先消毒，在瘀络周围消一下毒，然后用9号注射器针头刺中瘀络，刚开始血会出得又急、又快、又黑，出着出着就慢了、少了、颜色变淡了，最后它就不出血了，这时候把针头拔出来，并在针孔周围好好消毒。如果怕还会出血，就用小棉球摁上去，然后再贴一个创可贴，渗点血也没问题。基本上这就是放血的完整操作过程。

刺血量，是根据患者的体质、年龄、疾病的性质决定的，如果他体质很弱，又非常符合瘀血特点，放血量就少一些；如果体质很强，瘀血特征又很明显，那就多放点。首先要知道，成年人放血只要在100mL以下都没事，都是安全的。平时我们献血，献200mL血也没事。而且，用9号注射器针头，放到100mL以上的机会是不多的，一般放出来30～50mL就不错了。因为正常来说，9号注射器针头扎上去以后，血一开始流的应该是黑色的，后来越流越慢，颜色带着红色了，最后就不出了，即使把针头留在血管里，也不会再出血了。所以，放血量方面，我觉得根据患者体质、年龄以及疾病的性质，只要在100mL以下，30mL、50mL都不是问题，这就已经有效了。

如果你要探讨一下放血量跟疗效之间到底有什么关系，我会用这样一句话来回答，在体质允许的情况下，适度的超量放血是最有效的。有时候，体质允许、治疗需要的情况下，刺血我会放到300mL、500mL，这个我可以做到，但是我不推荐大家这么做，因为霸道的方法有时候是绝招，但不可轻易用，用不好容易出事。我刚才讲的刺血方法，放血量在安全范围之内，而且是有治疗效果的，在量的方面不要有太大的纠结。

至于放血后，如果放血的操作很规范，量又在正常范围，一般情况下患者放血以后出现的是症状好转的反应。有些人放完血以后，会觉得全身乏力，犯困，就想找张床眯一会儿，患者可能会说，你是不是放血给我放虚了？这时候你不要慌，可以告诉患者：操作过程规范，放血量在100mL内，没事的，这是病理状态被打破以后，新的平衡状态即将建立的一个过渡期的反应，再观察三五天看看。过了三五天以后，患者会告诉你，白天精神抖擞，晚上深睡眠，说明这个新平衡建立起来了。还有一些人，放血以后除了躯体的症状缓解，他还感觉心情愉悦，甚至当天放完血以后睡不着觉了，这个不是失眠，而是突然打破了平衡，建立一个新平衡的过程中的反应。失眠是越睡不着越焦虑，越焦虑越睡不着，急得不得了，晚上没睡好觉，第二天早上起来没精神，但上述的并不是这样的，他是晚上心情愉悦，没有负面念头出来，就是不睡觉也不焦虑，第二天早上起来特别精神，所以这也是一个好的反应。

· 注意事项

当然，刺血也有一些注意事项。如果有低血糖、高血糖，有血液病或出血倾向的，放血要特别注意。肝、肾或心脏有严重疾患，孕妇、年老体弱的，放血要慎重。

低血糖的患者，注意一定要躺着放血，因为躺着不容易晕。有些下肢的放血，会让患者站着或者坐着，因为腿是直立的，放血的量会大一些，对疗效当然好了。但是，刚开始放血的时候，一定要让患者躺在床上，因为有些人会晕针，甚至会晕血。曾经有两姐妹来扎针，妹妹放血没事，而且她是趴着的，也看不到，而姐姐看了一下之后，一头栽倒，晕血了。所以，让患者躺着来放血，一是他看不到，二是他已经躺平了，躺着是不容易晕的。特别是一些低血压患者，本来就血压低，一紧张血压更低，就很容易晕，对这些人放血的时候，一定要注意躺着放血。

糖尿病的患者，尽可能不在脚上放血，特别是夏天。如果消毒不严格，或者是他穿上袜子闷着，又或者说他不小心碰到脏水啥的，万一感染了，伤口不愈合很麻烦。糖尿病患者，可以在小腿放血，并进行严格消毒，放血完了贴个创可贴，不要让脏衣服碰到创口，这样基本上没问题。

若遇有出血倾向的患者，放血要注意。有些人轻轻磕碰一下，就很容易出现皮下瘀紫，而且皮下瘀紫过很长时间都不被吸收，这个就提示他血小板数量比较低，凝血机制比较差，放血就得注意了。不但放血的量要控制好，而且放血结束起了针之后，要把出血的针眼用棉球摁上，甚至再贴上一个创可贴，防止他回家路上可能又会出血。

肝、肾、心脏有严重疾患的人，孕妇、年老体弱的，初学者就不要给这类病患放血了，可以给他们拔个罐、刮刮痧,其实这也是放血的办法之一。拔罐和刮痧也是出血，但出在皮下而已，其原理就是放血疗法，所以也很有效。而且刮痧和拔罐有个特点，痧出来以后，这些瘀血点可能在三五天才能被完全吸收，这个缓慢吸收的过程其实也是一个持续的应激过程，使疗效持续，所以说刮痧和拔罐的疗效不一定比放血差，因为它还有一个后续的持续作用，这个不可忽略。

最后，讲个比较有意思的理论体系——应象刺血，这个基本上是用在手掌上的应象针灸系统。手掌上的应象，一个手掌就像一只趴着的小乌龟（也可以想象成爬行的婴儿），食指和无名指对应人的两个上肢，大拇指和小指对应两个下肢，中指是身体中央，中指远端关节对应的，就是人的头面。我们应象刺血，大部分是在五个手指头上微络刺血。

中指的微络刺血，先用酒精擦一下中指，然后用手从近心端往远心端，也就是说从手掌往手指头方向，按压着捋一下再松开。在这个过程中，很容易发现有一些紫红色的弯弯曲曲的小血管或是小红点，我们可以找一两根最明显的小血管或者小红点，找准了以后扎一下放点血。这个对头面部的效果非常好，像头晕的、大脑昏沉的，会有很好的效果。还有一些心脏病、胸部不舒服的，在这放血也是很有效的。一些女性宫寒的，在这里放血也很有效，扎两针以后可能体寒的情况很快就改善了。

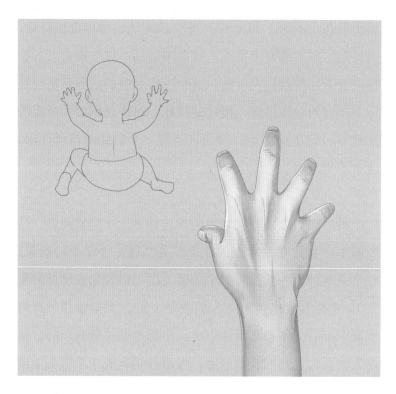

手掌应象系统（应象刺血）·爬姿

　　中指微络刺血也特别适合用在一些小孩身上，这些小孩有这样一个体质特点：很瘦，很弱，很挑食，胃口也不好，大便不正常，还有孩子伴随着一些过敏体质，比如容易支气管过敏、鼻子过敏、皮肤过敏。这些孩子往往很聪明，但是注意力不集中，想法太快太多，坐不住，好动。就在他们中指这里找微络放血，会有非常好的效果，2个星期放1次，1个月2次，可能半年左右很多问题都解决了。

　　食指和无名指的远端关节，放血也是用同样的办法，

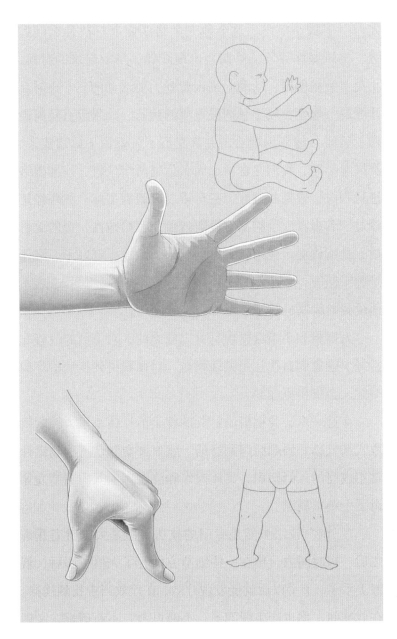

手掌应象系统（应象刺血）·坐姿及站姿

先捋一下找小瘀络。这个地方微络刺血能解决什么问题呢？类风湿性关节炎早期会出现晨僵，早上起来的时候，小关节肿胀僵硬，活动起来很费劲，要活动两三个小时后才缓解，这是类风湿早期很重要的症状，如果没有及时治疗，后面会越来越难治，关节变形了，就留下后遗症了。类风湿早期，我们在食指、无名指这两个位置，找准微络进行刺血，效果非常好，甚至第二天就有缓解。我曾经接诊过一名患者，手脚都有晨僵现象，我给他在一边的无名指、食指放血，他第二天早上起来，两边手都好了，脚还是肿胀僵硬，我就又在他小指放了一点血，再过两天以后，他说我的脚胀也没了。

大拇指和小指这里也是可以放血的，对下肢的改善非常好。应象刺血往往是微络刺血，后面我讲到疾病治疗的时候，会讲得更详细。

在这一章，我把极简针灸的整个治疗体系里，针刺特效穴调气脉、斜刺肌肉调经筋、刺血调血脉这三项临床最常用技能的入门知识、具体操作和注意事项等内容给大家讲了个基本概况。

"三调"技法虽然是专门的技法，但是大家听完我讲之后，短时间内，你在一些细节方面有了大概了解后，就敢上手了，上手以后就能发现疗效，在疗效当中找到规律。在此期间，你也产生疑问了，不断思考，不断请教，又把疑问解决了，这样你就进了针灸这个门了。

大家学针灸，上手是最重要的。针灸当然不仅仅是一项技能，技能之上还有哲学，还有思想，还有理论，但是它首先是一门技能。关于这门技能的学习，我认为哪怕你不知道为什么，但知道该怎么做就行了，先上手再说。你可以尽可能理解一些背后的原理，实在没有理解的，先干再说。以前不是有这么一句话，理解的要执行，不理解的也要执行，在执行中加强理解。

在之后的章节中，我会给大家分享8种常见病的治疗，每种病这三种技法怎么用，我会讲一些很确定的规律，那时候你就知道这些东西是多么好用了，它们会给临床带来巨大的作用。

我 们 把 气 调 节 好 了

就 可 以 转 化 精

转 化 气 转 化 神

调 气 是 一 个 非 常 重 要 的

不 可 绕 过 去 的 枢 纽

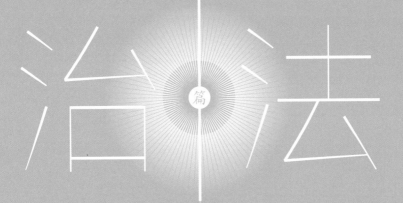

治 篇 法

此刻开始，我们是真正地进入佳境了，本章我们来说说极简针灸里一些很明确的规则。

① 参透疼痛，身心一体

大部分疾病都伴随着疼痛的症状，作为一个临床医生去看病的时候，面对最多的也就是疼痛类的疾病。后面我讲的十几种病，大部分都跟疼痛有关，有些即使没有疼痛，也会有一些类似疼痛的不适感，即使没有主观的疼痛类感受，也会在跟它病灶相关的位置上找到压痛。我认为，在最深刻的本质上，万病的根源都跟疼痛相关联，治疗疼痛的方法也是诊治万病的方法。

② 明确诊断，安全第一

在任何疾病治疗之前，大家一定要记住两点，第一明确诊断，第二安全第一。中医看病有各种诊断方式，根据脉象去诊断，根据舌象去诊断，根据望诊、触诊也能做出一些诊断，大家治疗之前要有中医的诊断依据。除此之外，我依然希望大家在治疗任何疾病之前，尽可能去做一个比较明确的西医诊断，这个是非常重要的。第一次来看诊的患者，我都建议他先做一下西医检查，明确西医诊断，特别是急性疼痛、剧烈疼痛的患者。比如，一个头疼的患者，在治疗之前，你让他去做头颅 CT 看看，防止颅内出血、颅内肿瘤等情况的误诊、漏诊。哪怕西医诊断不出什么病来，这也很重要，因为这个过程可以排除很多的病。疼痛性疾病，最怕是肿瘤骨转移的一些症状。有些患者说，他们夜间特别痛，痛的位置很模糊，触诊也找不到一些压痛，它是很广泛存在的一种模糊疼痛，这有可能就是某些癌症的骨转移，一定要好好明确一下，这是非常重要的。因为治疗的第一原则，不是疗效，而是安全。

明确诊断后，作为针灸医生，在给患者扎针治疗时，要知道有些位置是不安全的，有些地方绝对不能扎，有的地方可以扎，但是你得小心，得有安全的处置方法。

枕部这个位置，如果针刺的方向和深度没掌握好，可能会刺中人的延髓，刺中以后会出现一些不可挽救的后果，所以这个位置是不安全的、是危险的。如果在疾病治疗的时候，这是一个很重要的治疗部位，一定要扎，那要怎么安全地扎呢？首先，摸到枕骨，摸到要扎的点，贴着枕骨的面，向内下方刺到要扎的硬结中心去，这个方向是安全的，扎中硬结以后，就不要往里扎了，不要扎得太深。我们要知道从哪里进针，怎么去刺，往哪个方向刺多深，这三个因素清楚，操作就是安全的。

肩颈也是一个相对危险的地方，特别是肩井穴这里，如果不小心刺中肺尖，是个很麻烦的事。如果我们在肩颈附近摸到一些筋结，要进行针刺，首先，把这个肌肉捏起来，然后选择一个进针点，由下往上斜刺，刺中之后就拔针出来。千万记住了，不要留针，因为在留针的过程中，哪怕你当时扎得很浅，但是难以保证患者做的一些动作和呼吸时不会让针往里面走。针有时候随着呼吸就是会往深处走的，刺中肺尖之后伴随着肺的呼吸扩张，就可能划大口子造成气胸，所以，大家记住了，这个地方是明确不留针的。

就整个后背来讲，上背部胸椎这一块不安全，下背部腰椎到骶椎相对安全一些,因为上背部这个位置离肺很近。一般来讲，上背部不建议扎针，如果一定要扎，就靠近脊柱扎，进针在脊椎旁开 0.5 寸，这是所谓的华佗夹脊穴。针往脊柱中间斜刺，这样是安全的，但是我依然不建议留针。在脊柱上扎针的机会挺大的,有些人我们需要摸一摸，在他的棘突上面有压痛点，这是棘上韧带的一个损伤，在脊椎间隙有时候也能摸到压痛点，这是棘间韧带的损伤，摸到之后就在痛点上方 0.5 寸进针，沿着脊椎的方向，斜刺至压痛点。

如果离开脊柱远一点，旁开 1.5 寸、旁开 3 寸，这就是足太阳膀胱经了，有时候我们也会摸到一些肌肉的硬结，我建议不要去处理它，因为那里是不安全的。如果是一个专业医生，有很好的解剖学知识，在旁开 3 寸扎，就会很安全。这个位置的肌肉，是很靠近肋骨的，摸准痛点，往下压一压，把它固定在骨性的结构上，也就是肋骨上，在这样一个前提下，右手慢慢地进针刺中筋结，这是安全的，因为里边就是骨头，一不小心刺下去，也刺不到胸腔里面去。有人会说，我不太懂解剖，要扎的这个位置压不到一个骨性结构，但还是想局部处理一下，那怎么处理呢？我们可以用手摸到痛点，然后在疼痛的硬结周围，眼睛细心观察，找到三五根小血管或者小红点，浅浅地刺血一下，或者用梅花针在表皮叩一叩，出点血，再拔罐出血，这样也有效果，而且很安全，因为只是破个皮，连肉都碰不着。这是一个安全的方法。

前胸这个位置，也是不安全的。前胸的肋间隙，不要去扎针，如果要局部处理，用我刚才讲的方法，就在痛点附近找小血管轻轻点刺，体表很浅的地方出点血，再拔个罐就可以。前胸可以扎针的地方在胸口正中线上。

治疗胃的问题，经常会在中脘上下扎针，要注意的是，我们刺的是体壁上的肌肉，不是要刺到里面去，也不要往左右两边去刺。

还有一些不太安全的部位，比如面部，眼睛周边的睛明穴，深刺要注意安全。对于初学者，要避开这些危险的地方。我们可以扎别的地方，又安全又简单，也能解决问题的。那么，哪些地方是相对安全的呢？四肢、腹部。

四肢是安全的，只要不粗暴地去处理，基本不会有什么问题，充其量是你手法重了一点点，起了针以后患者还有针感，走路时可能有点酸胀什么的。这个不要紧，一两天针感就消失了。如果患者很介意，说我还有事，一会儿就要走，能不能让我走的时候不要有感觉？我们可以把针感所出现的位置当成一个病去对治一下，找个穴位再给他扎一扎。比如，扎了膝关节以后，起针后还觉得膝盖酸胀，那可以在对侧的内关穴附近找个点扎一下，然后让他活动一下膝关节，两三分钟以后，他膝盖的酸胀感就会减轻消失，不会影响他走路了。

四肢这里需要注意的是，有神经干经过的一些地方，扎针要用细一点的针，手法轻柔一些。像在内关穴这个地方，当你针尖快碰到正中神经的时候，患者会告诉你有手麻的感觉，这时候其实你没有刺中正中神经，只是刺在周围，但此时就要提起针避开它，针尖换个方向再扎。如果能做到手法轻柔，几乎是不可能扎到神经干的，针尖只要靠近了它，患者就会有麻的感觉。如果针又粗，方法又粗暴，动作又快，力量又大，那可能是会刺中神经干的，会在当下引起一个强烈的电击感、麻感，甚至可能损伤神经，让人未来一两个星期都没有力。

　　腹部也是相对安全的，特别是小腹部。不过，在扎小腹部的时候，特别是扎关元以下的部位，建议你让患者先上个厕所，把尿排出去，在膀胱不充盈的情况下再扎针，这是从安全考量，避免针扎到膀胱。在腹部扎针，不用怕扎到肠道，因为用的针又细又软，慢慢扎进去的时候，肠道很滑的，它会避开的。除非用一个很尖锐、很硬的东西，一下穿过去，不给它躲避的时间。我们不会用这种工具这么粗暴地操作，所以这个位置是安全的。

　　在小腹部是可以留针的，因为针扎在这里是安全的，而且患者在自然呼吸的状态下，一般小腹部位不会有很大的起伏，它不会带动针，让患者产生很强烈的不适针感。要是你留针留在中脘上部的位置，呼吸的时候这里起伏比较大，它会带动着你留的针产生一些不适感。整个留针的时间，患者是放松不了的，他会憋着气忍着，这样就没有办法很好地接受疗愈，所以上腹部针刺不留针。在小腹部就没有这个问题，针刺小腹部是相对安全的，可以留针。

　　在安全的考虑下，还要避免患者晕针和休克。一些第一次来的患者，特别是以前没有扎过针的患者，一定要躺着扎针，而且注意不要在饥饿空腹、剧烈运动以后扎针。因为如果晕针了，有的人甚至会休克，一些初学者，遇到这种情况会慌张。虽然有些老中医说："扎得好，不如晕得巧"，发生晕针的这次治疗效果是非常好的，但是我们也不能因为这个事，非得追求把人扎晕，这没有很好地尊重患者的体验感。万一遇到患者晕针，那就要赶快把他放平了，放在通风的地方，也可以掐人中、扎内关穴，过一两分钟他慢慢就醒了，再让他喝点温热的水，一般也没事。

在放血的时候，也要注意让患者平躺，因为有患者看到血就晕了，不是放血把他放晕的，他是看到血晕的。我们放血量不超过 100mL 是安全的，如果你放了两三处，放血量有点大，起了针以后，让患者在床上躺一会儿，不要立马离开病床，因为患者放血量大，有时候在 0.5~1 小时以后会有点晕，有这样的滞后反应。所以，有这种情况就要让患者躺床上，在诊所多待一会儿，然后坐起来喝点温热的水，补充血容量，缓一缓再走。

总之，大家一定要牢牢记住，治疗首先要保证安全，明确诊断，操作规范，注意禁忌，安全第一。这既是保护患者，也是保护医生自己。

③
———— "三调"技法，执一应万 ————

可以这样讲，几乎所有的病痛，落实在身体上，我们都会在三个层面找到治疗的依据。第一个层面找的是特效穴，第二个层面找的是筋结，第三个层面找的是瘀络，在这三个层面上的三个不同技法，组成了调气、调血、调经筋的极简模式。你说这个方法很高明吗？说不上多高明，但是非常实用，我们想到、找到、做到，它的疗效是很确定的，这就是实在功夫。

针刺特效穴调气、斜刺肌肉调经筋、刺瘀络调血脉的极简模式，单独用好任何一个技法效果都会很好，如果组合起来用，那有可能就把某些病治得非常好，而且基于对身心的认知，我们不仅能治病，还可能会把心理和情绪都调好。但是，我要强调一下，这个极简模式只是我们整个针灸体系治疗的第一个层次，它是入门的层次，后面还有高峰，学问永无止境。

接下来，我们就围绕着这三个层次的治疗依据，来讲极简针灸治疗的一些选穴原则。

传统针灸经验穴

在传统针灸里，有很多很好的经验穴，也就是十二正经上的特效穴，这是我们经常会用的。十二正经上的特效穴，大部分是经穴，比如"面口合谷收"的合谷穴，另外也有可能是奇穴，它不归属于十二正经，比如胆囊穴、阑尾穴等。

大家还记得吗？在最开始我讲了一个病例，我一个朋友，他母亲有肾结石，结石往下排的时候，在输尿管里卡住了，输尿管被划伤出血，痉挛引起剧痛。当时，我叫朋友在他母亲手上扎一针，因为朋友在国外，就让他舅舅去操作。他舅舅是个农民，以前从没给人扎过针，结果按照我说的去操作后，第二天他母亲就把结石排下来了。当时扎了一个什么穴位呢？液门穴。当然，从严格意义上讲，我只是用液门穴来表达要扎针的位置。液门穴的位置，是在手背部的第四、五掌指关节间，指蹼缘后方赤白肉际处。

当肾结石排到输尿管里面，卡在那儿下不来，在液门穴这儿扎一针，一直顺着骨缝扎到1寸半以上，可以扩张宽松输尿管，有时候1分钟以内就见效了，然后让患者多喝水、单腿蹦，这个卡着的结石就会掉到膀胱，通过尿液排出来了。液门穴在这个时候就是一个特效穴，如果有些人扎上液门穴之后，疼痛有了明显缓解，但还没有完全消失，那么我们可以在腹壁上找肌肉的硬结，摸到肌肉硬的地方，按照解筋结的方法，轻柔地斜刺一针，痛感就会消失得更彻底。

我再举个例子。曾有公司年会团建，请了一些教授来上课，我也跟他们一块听课，结果有位教授晚上宿醉，早上在现场晕倒了。我一摸，他的心跳都摸不到，这个时候已经来不及判断哪个地方压痛了，望诊看到他内关穴附近有一些弯弯曲曲的血管，就在血管弯曲分叉的一个地方扎了一针，他一下就缓过来了。事后那位教授给我描述，说感觉到一股巨大的电流击中他的心脏，然后他就醒了。我还记得有一次从法国回来，在国际航班上遇到一个人心脏不舒服，那时候我去按压他的内关穴，很快他就没事了。这个治疗心脏的内关穴，就是传统针灸里面非常好的经验穴，可以当作特效穴来用。

当然，在用这些传统针灸经验穴的时候，我依然建议大家把望诊和触诊结合进去，找到"有病必有象，有象必有应"的最明显的反应点、压痛点，这样"取应必有验"，效果就会非常好。

②
经外奇穴之特效穴

还有很多单独的奇穴，它们是不在十四正经（十二经络加任督二脉）上的，比如董氏奇穴体系的很多奇穴，大家如果有兴趣，也可以学一学。

目前，我不怎么用董氏奇穴了，只能告诉你可以用它。在我目前的认知下，董氏奇穴这个系统里面，最值得我们学习的是它的放血疗法，而不是特效穴。我前面提过，在学习董氏奇穴的过程中，它对我最大的帮助就是颠覆了我对传统针灸的认知，原来不按十四正经那套规矩做也行，更重要的一点是，它让我对针灸开窍了，通过望诊、触诊观察身体，在身体上找到治疗依据。但董氏奇穴里常用的那些特效穴都是有特异反应的，大家也可以去看一看。

③
全息微针系统

大家也可以用全息的微针系统，比如耳朵的耳穴系统、手的第二掌骨侧全息系统都挺好用的，这是找特效穴比较直接的方法。只是在用的时候，依然要按照我讲的方

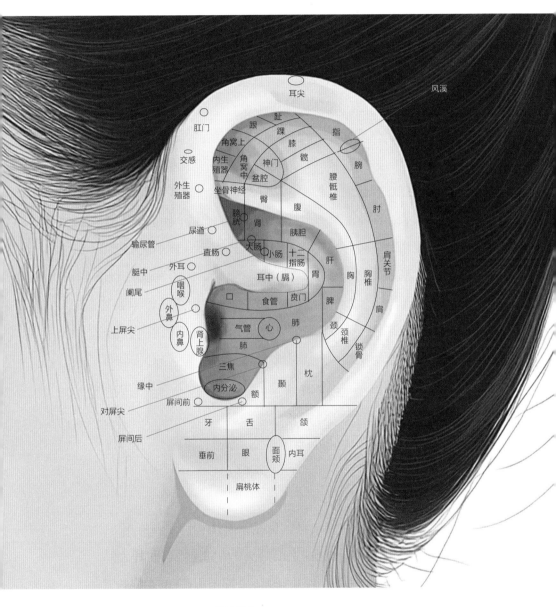

耳穴系统

法，通过望诊或触诊找到最明显的异常点来处理。

耳穴系统，大家可以买个耳朵模型看看。如果没有太多时间系统学，也没关系，只需要了解大致的身体分布，比如腰在哪、颈椎在哪，知道了就行，具体位置记不住没事，把耳穴模型摆在旁边，一瞅就知道了。也不需要记得那么准确，因为要在附近区域根据望诊或触诊去找到最明显的反应点，比如，胃痛、胃不好，你一看耳穴里面胃的这个区域，如果有个小血管特别明显，那就是异常反应点，可以用小针尖轻轻地刺一下，一放血出来，胃很快就舒服了。如果在胃的区域没有看到异常血管，但是发现有个地方有皮屑，那你就找个东西按压一下。用手指按压肯定不行，因为手指比耳穴里面胃穴要大，没法准确按压这个点，可以找一个小探棒，或者一根牙签，用钝的那头按压。望诊有皮屑的地方，用细棒去按压，大概率会有压痛，甚至会感觉到钻心的疼，这就是特殊的反应点，用一根针扎上去就行了，或者你也可以用耳贴，里面有中药王不留行籽的，给他贴上去压一压，方便简单安全。

手的第二掌骨侧全息，也是很常用的。手掌立起来，微微握拳，第二掌骨侧的上面是头，中间是胃，下面是脚，整个身体的缩影都在这里。具体位置记不住也没事，"有病必有象，有象必有应"，在附近找一找，肯定会在骨头和肌肉之间的缝隙找到一个痛点。如果为了治胃，就在中间找，为了治头，就在上面找。注意，我们在第二掌骨侧找痛点，不是在骨头上找，是骨头跟肌肉之间的空隙找，找到痛点之后，扎针也不是扎在骨面上，而是贴着骨头边的骨膜和肌肉筋膜的间隙来扎，这样可以扎得更深，也非常安全。

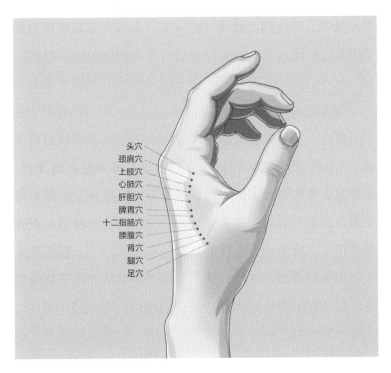

头穴
颈肩穴
上肢穴
心肺穴
肝胆穴
脾胃穴
十二指肠穴
腰腹穴
肾穴
腿穴
足穴

手的第二掌骨侧全息系统

全息应象针灸系统

我最常用的应象针灸系统有四个，分别是面部应象、头皮部应象、手掌部应象、大拇指应象，大家记住一个口诀，"有病必有象，有象必有应，取应必有验"，基本上想到、找到、再扎到，效果就出来了。面部应象和头皮部应象前文已经提过了，我在这里给大家再讲得细致一些。

· 面部应象

想象一下，一张脸上仰躺着一个微型的人，额头对应这个人的头面，眉棱骨对应人的锁骨，鼻梁对应胸骨柄，颧骨对应胁肋，嘴巴闭上以后中心点对应肚脐，下巴对应小腹，这个人的胳膊是从眉棱骨外侧伸出去，腿是在下颌斜着往上。这是一个大体的分布。

想象得更细致一些，我们可以把额头从上到下分成四段，第一部分相当于前额，第二部分相当于眼睛鼻子一带，第三部分相当于鼻尖下面到下巴一带，第四部分相当于是脖子这段。大家仔细观察，咽喉、甲状腺有问题的人，在额头第四部分两眉之间的区域，经常可以看到血管或者皮肤红晕、有斑点等反应，这就是"有病必有象，有象必有应"。

额头往下，眉棱骨对应人的锁骨，那么眉心正好对应人的天突穴。所以一些咽喉部有不适感的，比如梅核气的患者，就在他印堂穴从上往下扎，这样相当于把人的整个颈部都覆盖了。如果患者咽喉不适感不是在正中间，而是在两侧，或者说患者是甲状腺有问题，那除了扎印堂穴这针以外，在旁开一点点，不到0.5寸的地方，左右再从上往下各扎一针，一共三针就把全部病灶覆盖。

　　眉心下来是鼻子，从鼻根下来一直到鼻尖，整个鼻梁对应胸骨柄，那鼻尖对应的就是鸠尾穴。鼻尖是个尖，胸骨剑突也是个尖。鼻子下面是嘴巴，嘴巴闭上的时候，这个嘴巴的中心点对应人的肚脐，那么人中这一段就相当于鸠尾穴到神阙穴之间。所以，有时候如果胃不舒服，正好在心窝下堵了，就可以找一根细针扎在人中，从上到下把这一小段都覆盖，很多人就会感觉到心窝下面一下子气就通了。

　　嘴巴下来是下巴，这个就相当于人的小腹盆腔了。在下巴这里有承浆穴，不是有人喜欢用承浆穴去治妇科病吗？他们解释说这是任脉的循经取穴，但是循经取穴为什么不取别的穴位？按照我的理解，这个承浆穴既在任脉上，又在面部应象系统中位于盆腔，这个位置相当于气海、关元。还有，宫寒的患者往往有瘀，把她的口腔打开，嘴唇一翻，能看到里边有很多青紫色的小血管，这是不是对应到盆腔里面有寒有瘀了？这种想象是不是很有趣？有些子宫肌瘤、卵巢囊肿的患者，在这里也都能找到瘀络，如果判定符合瘀血辩证，那就可以点刺瘀络放点血出来，患者漱一下口就行，非常简单有效。

说完了面部正中线，接下来我们看一下两旁的脸颊。眼睛是对应躯体的乳房，一般眼睛的大小相当于乳晕那

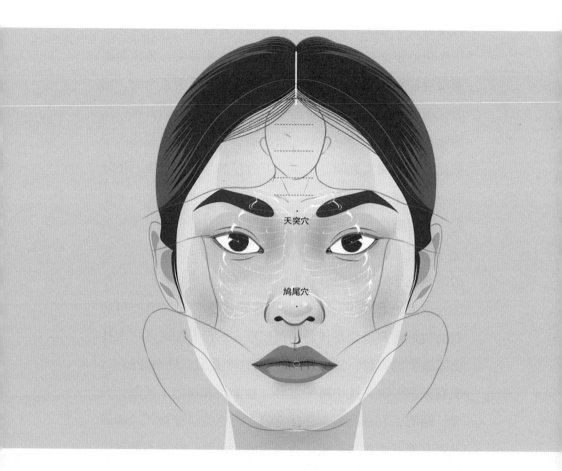

面部应象系统示意图

么大。我们知道，身体两乳头连线中点是膻中穴，在我的面部应象针灸系统里面，它就是在山根这里。所以，经常胸口堵的人，可以看到他的山根会有一些横纹，我们在取穴的时候，从眉心进针往下透到山根，相当于从天突穴透到膻中穴。

眼睛下来是颧骨区域，颧骨下面有个边缘，像不像肋肋边缘？如果双胁有问题，可以在这摸一摸，如果摸到有很痛的地方，这就是反应点，可以在这扎一针。有些人胸廓没有打开，我会在颧骨下面找个地方斜刺两针。

以上就是面部的应象，我们可以在脸上找到很多身体的分布，如果前面说的那些找特效穴的方法都不会，可以试试在脸上找，这个也很管用。

· 头皮部应象

国内针灸有很多套头皮针的方法，那些我都不用，用的是我自己的头皮部应象针灸系统。

想象一下，一个微型人，背朝上，趴在头皮上，他的后脑勺是在美人尖，往后是颈椎、胸椎、腰骶椎，到枕骨粗隆这个地方就对着骶尾椎了，颅骨前面有个冠状缝，后面有个"人"字缝，就像人的两只手、两条腿。

当然，它不见得一定有那么精准，但是，"有病必有象，有象必有应"，我们可以在头皮对应的位置上摸到一些东西的，要么是硬硬的、要么是压痛、要么是很软的，一按一个凹陷，这都是特殊反应。我们先取象后取应，扎上去就有效。比如，美人尖的位置，其实就是一个人从头顶到后脑勺这一块，我就在这个应象上，扎针治好了好几个垂体瘤的患者。在整体调理的基础上，我在这里摸一摸，找到最痛的一个点，用0.25mm的细针平刺，效果非常好。还有坐骨神经痛、腰痛的，我也经常在头皮部相当于腰的部位上找压痛点或者硬硬的地方，扎一下，扎了之后留针，同时让患者活动一下痛的地方，这叫动气针法。运动系统的疼痛性疾病，患者来的时候活动受限，有些动作不敢做，一做就痛的，我非常喜欢用动气针法，在远端扎上特效穴，针下得气产生一点酸胀的感觉，然后让患者活动痛的地方，原先做哪个动作痛，现在就做哪个动作，效果往往是立竿见影的。

　　动气针法内容非常丰富，还包括配合呼吸、意念。比如，一个人胸闷，你找到特效穴，扎上针得气，一边捻转一边让患者有胀感，同时让他做个深长的呼吸，或者拍一下胸也行，这也是动气针法。再比如，一个早期偏瘫的患者，下肢肌力很差，只能在床上做一些挪动，没法克服重力把腿抬起来，我在头皮的应象系统找到跟大腿相应的一个痛点，扎上针有了针感，就让他努力去动瘫的那条腿。即使患者一点都动不了，那也要让他努力去动，辅助他动也行，只要他的意念在动就管用，因为当他努力想动腿的时候，跟下肢有关的大脑皮层其实是在工作的，这也是一种动气针法。

· 手掌部应象

想象一下，一个手掌像乌龟一样，中指代表了身体中轴线，无名指和食指对应两侧上肢，大拇指和小指对应两侧下肢。中医的取象比类思维方式，首先，看起来很像，然后，这里面还有很丰富的东西。

中指有三节，最上面那节对应人的头面，中间那节对应颈部喉咙，下面那节对应胸部，一直往下到手掌根部腕横纹，对应的是人的耻骨联合。这样，我们在中指远端关节针刺，可以改善大脑供血。有些人在这里一针刺，头痛就没有了；有些人吃完中午饭后犯困，在这里针刺后就不犯困了。

临床上，我还会在中指微络刺血。有些宫寒的患者，我在她的中指捋一下，在远端指腹部看到一些非常细小的血管，找到那个刺血的点，酒精消毒，针一刺进去，挤出一点血，她体寒的体质就改变了，身体变暖了，整个身体就会有非常大的改变。

看到这儿，有人可能会提出问题，刚才我不是说在这个应象系统里面，中指远端指腹部对着人的头面部吗？怎么现在又说在这儿放血可以治疗宫寒？其实，在应象系统里边有正象、有倒象。我们观察头就是头、脚就是脚，上就是上、下就是下，这是正象；最上面的倒过来就在最下面了，上变成下，这是倒象。在身体的底层逻辑里，上下颠倒是可以的，倒象也成立。那么，宫寒的患者，可以在掌根扎一针，这是正象的盆腔位置，上下颠倒以后，倒象的盆腔就在中指远端关节，所以这样扎也有效，这只是换了一种观察身体的方式，也是可以的。

· 大拇指应象

大拇指这个部位太重要了。人最灵巧的就是手，手最灵巧的就是大拇指，而且大拇指在大脑皮层的投影区里面占的面积非常大，比整条腿的面积都大。

想象一下，这也是一个人。大拇指正面，最上面那节是头面，下来一节是脖子，掌指关节横纹对应天突穴，大鱼际对应人的胸腹。可以划分三部分，上面是胸腔，下来是上腹部，再下来是下腹部。

有些患者胃不好，凌晨3~5点容易醒来，再入睡很困难，我们往往可以在大鱼际中间找到一个压痛点，当他胃不舒服的时候，你可以在这里找个痛点按压，配合深长呼吸，一会儿就舒服了。因为胃的问题引起的失眠，也可以按压这里。

这种大拇指应象，是我自己琢磨出来的，以前没见有人这么提过。但是，我在翻古文献的时候，发现有很古老的一个奇穴叫作地神穴，位置在大拇指掌指关节横纹中点，也就是大拇指应象里边天突穴。地神穴是治什么的？有人

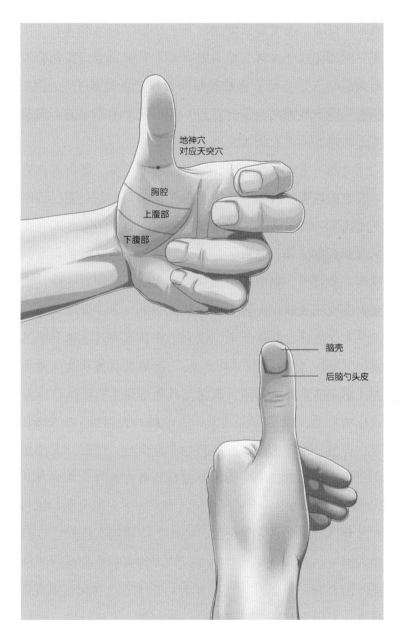

地神穴
对应天突穴

胸腔

上腹部

下腹部

脑壳

后脑勺头皮

大拇指应象系统·正面及背面

想不开自缢，被发现后把他放下，放平以后可能还有一口气，可以用这个地神穴把人救回来。看到这个，我觉得古人太聪明了，上吊不就勒脖子吗？这里就是脖子的地方，在这创造个地神穴，真有意思！管不管用咱不知道，但是古人敢想，所以大家要发挥想象空间。

再看一下大拇指背面。最上面那节是头，指甲这部分可以想象成颅骨的壳，指甲壳是壳，脑壳也是个壳，指甲下面还有一段皮肤，可以对应后脑勺的头皮。有些人会脱发或者头皮瘙痒、老掉头皮屑，我有个绝招，就是在大拇指第一节背面，指甲下来的这一段皮肤，仔细看一看，找到表皮比较浅的小血管，微针刺血一下，非常管用。

头皮瘙痒，这是风象，痒这个症状本身就是风。中医说："治风先治血，血行风自灭。"治风的时候喜欢从血入手，用点清热凉血的药，那微络刺血不是更直接吗？应象对应的位置，就是头皮这里。关键是，大拇指上有肺经，肺主皮毛，治掉头皮屑的问题也非常恰当。所以，大拇指应象非常有意思，用在临床上也是非常有效的。

身体有这么多应象系统，临床上应该怎么选择？我们经常说一句话，"千江水有千江月"，其实本质就是一个月亮，因为有一千条江，所以才有一千个江面的月亮投影。身体一个地方有病，在体表很多地方都会出现反应，这是客观事实，我们取任何一个反应点都可以治疗，任何一个现象找准了，都会直接投向那个本质。在临床的时候，我们肯定是在众多的应象反应当中，去寻找最大的确定性，这个最大的确定性就是找到的反应点，很多角度都能解释得通，和疾病的特定联系非常准确，操作起来又方便，确定性又高。

学习应象系统，我们还要知道一件事，自然界万事万物，这个应象是重重叠叠的，平行重叠的地方有很多。所以，你不要以为我们所说的就是唯一的应象系统，那个点就代表了一个点，同样一个位置，在不同的应象系统里面，可能对应着不同的地方，反过来，也可能几个病反应在同一个点上。所以，有时候看起来只扎一个穴位，但几个病可能就都好了，这不奇怪，应象本来就是重重叠叠的，这是身体的客观事实，不矛盾的。

前面我提到宫寒的手掌部应象就是说这个事，下面我再举一个例子来说明。鼻子这一块，从眉心到鼻根到鼻尖到鼻翼，整个鼻子建立一个应象系统，像不像一个人在背对着我们打坐？印堂相当于后脑勺，鼻梁相当于脊椎，鼻翼像盘腿坐的屁股轮廓。鼻子的应象系统很好用。假如一个人不小心摔到地上，尾骨挫伤了以后痛得不敢坐，鼻尖对应尾骨，我们可以在鼻尖找反应点，如果看到有一根小血管或者一个小红点，使用0.5寸的针，轻轻地刺中，患者再去坐的时候，可能尾骨就不疼了。在这个应象系统里，如果一个患者后脑勺痛，我就是在印堂扎针，因为这里对

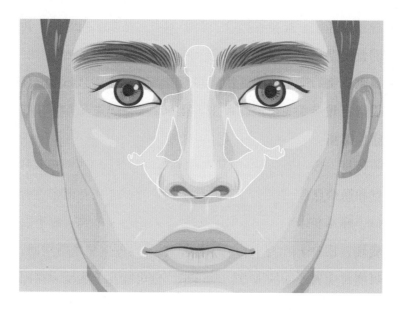

鼻子应象系统

应后脑勺，但是在面部应象上，印堂对应的却是天突穴。
身体就是这样，应象是重重叠叠的，很有意思。

调经筋，即处理筋结点，简单来说就是肌肉斜刺，找准了筋结点以后斜刺进去，我也称之为解结针法。我很肯定地告诉过大家，几乎所有的病痛，都可以在肌肉的层面上找到治疗的依据，所以我们得先掌握筋结的特点和筋结点存在的规律。

筋结的特点是肌肉变短、变粗、变硬、压痛。有些动作做不了，活动幅度没有那么大了，比如落枕，转脖子转到一定程度就转不过去了，因为肌肉短了，拉紧了；变粗、变硬，这是用手摸出来的，用力压一下或者捏一下会有痛感。筋结点在手下可触可感，触感硬、深压痛。

那么，筋结点出现的部位有什么规律呢？当我们治疗一种疾病的时候，要在肌肉层面进行处理，应该遵循什么样的规律去找筋结点？看病灶是在四肢还是在头面五官或内脏器官，它有不同的规律。

· 在四肢

如果病灶在四肢，循经在近心端或附近触诊寻找。

举个例子，一个人手腕痛，可能由劳损或者外伤导致，手腕没法像正常活动范围那么大，做某个动作、手腕掰到某个位置就很痛，这时候在哪里找筋结点？如果你在手腕周围找不到一个明确的压痛点，那它的病灶可能在上面。手腕痛不见得是在手腕有毛病，也可能是近心端的一些问题导致了远心端的症状，这时候你要循经在近心端找，也就是沿着经筋循行在前臂往躯干的方向找。

如果不懂经筋也没问题，手腕内侧痛，就在前臂内侧往上找，手腕外侧疼，就在前臂外侧往上找，这些肌肉是在同样一条生物力线上的。找到痛点以后，把手压在肌肉上，垂直于肌肉走行的方向，轻轻地弹拨一下，如果发现：第一那个点是硬的，第二是痛的，第三用力弹拨会带动手腕在动，这个点就是要选取的筋结点。当我们把针斜刺进去，刺中硬结中心的时候，它也会抽动一下，带着腕关节动一下，或在手指头关节动一下，手腕痛感就会消失。

· 在头面五官或内脏器官

如果病灶在头面五官或内脏器官，筋结点就要在病灶附近或者是内脏器官的体表投影区去触诊寻找。

比如，有些人眼睛不舒服，我可能会在太阳穴附近找个硬结去处理，甚至我会在后脑勺去找，枕骨和眼睛前后对应。有些人胆有问题，比如急性胆囊炎、胆囊结石，体格检查会有墨菲征阳性，就是右锁骨中线与肋缘的交界处按压起来特别痛，这个位置就是胆囊的体表投影区，在这里摸到肌肉硬结斜刺一下，效果会非常好。

　　找到了筋结点以后，操作就很简单了，工具是用稍微粗一点的针，直径 0.30mm 甚至 0.35mm 的，长度根据肌肉的深浅来选择。有时候，一些非常硬的地方，用毫针稍微软了一点，扎不进去，那也可以用刃针扎。刃针比小针刀细一点，我们操作时不是外科手术的思路，不是去切割它，只是借用那个刃，很顺利地斜着扎到里面去。有时候，肌肉硬结很粗，我斜刺进去，还会把针提在皮下，往左右换个角度再刺一下，左边扎一针，右边扎一针，扎一下它就松了软了。如果这个筋结是挺长的一段，我把针提出来以后，针身放平一点，往远处再扎一针。

　　当我们在病灶的内脏器官体表投影区找到筋结点，斜着刺中它的时候，患者会产生很明确的酸胀感，而且会感觉到这个酸胀感透到里面去了，和病灶发病时感受到难受的那个区域高度重合，这就表示准确刺中了。

　　关于筋结点的寻找，记住循经原则或内脏体表投影。你用手在那个区域摸一摸，先想到，然后找到，最后用粗针斜刺，针尖扎到它，这个事就结束了，非常简单明确。

我们通过触诊来找筋结点，刺血区则是通过望诊来找，眼睛看到有形色异常的血管，这就是瘀络。病痛或内脏的疾病，在特定区域总会找到异常的血管证据。

那么，刺血区的存在有什么规律？我们应该遵循什么原则去找到瘀络刺血？这也要看病灶是在四肢，还是在头面五官或内脏器官。

· 在四肢

如果病灶在四肢，循经在其上下望诊，寻找瘀络，或者应象微络刺血。这个循经在其上下望诊，不是必须向远心端找，近心端也可以，只要循经的这条线上找到形色异常的静脉血管就行。

举个例子，一个患者手指麻木，医生诊断是颈椎出问题，卡压了神经。如果他是晚上手指又麻又木，第二天早上起床以后要活动好半天才缓解，这就符合瘀血特点，就可以找瘀络刺血了。假定这位患者是大拇指和食指麻木，那就循经往前臂看看，在他大拇指、食指对着的线上，分别找形色异常的血管放点血。有时候挺奇怪，我们会在前臂看到一根静脉血管分出两个叉来，一个叉对着食指，另外一个叉对着大拇指，那么在对着大拇指的血管上放血，大拇指麻木就会减轻，再对着食指的血管上放血，食指麻木就会减轻。这是同一根血管分叉出的两根血管，因为走向不一样，放血的临床意义就不一样。而且有时候针头还扎在血管里面，一边血往外滴，一边摸一摸手指头，就会发现手指麻木已经减轻了，应答就这么准确、这么快速。

还有，手指麻木既然是跟颈椎压迫神经有关，甚至医生会说，哪个手指头麻，就是哪一节颈椎出了问题，我们可以在颈椎周围肌肉找筋结点斜刺一下。颈椎局部解筋结后，颈椎周围肌肉有了伸展性，就不会把颈椎的关节拉得那么紧，关节对神经的压迫就会减轻，手指麻木也就自然减轻了。这样就把放血和调经筋结合在一起了，这套"组合拳"的打法很厉害的，效果立竿见影，而且疗效持久。

大拇指和食指麻木，在应象微络刺血里面怎么刺？手掌部的应象系统，食指和无名指不是对应上肢吗？我们就可以在这两个手指头看一看，找到微络刺一点血出来。我会优先选择在食指上去刺，因为大拇指虽然也麻，但是在这个应象系统里是对应下肢，所以不用刺，食指微络刺血以后，大拇指自然就不麻了，这个挺神奇的，值得大家去关注。

· 在头面五官或内脏器官

如果病灶在头面五官或内脏器官，那会有三个区域，我们可以去找瘀络刺血。

第一个，在病灶附近，或内脏器官的体表投影区，望诊寻找瘀络。像一些肝胆不好的人，如果符合瘀血特点，特别是伸出舌头来，发现舌头两边有瘀斑，那就更证明肝胆有瘀血了，就在他的胁肋部看有没有异常血管，看到有异常血管就直接对着扎。如果血管没那么粗，一刺出血就拔个罐，这样出血量就大了，保持一定的出血量对疗效有促进作用。

如果血管非常细，细到看不清，望诊难以寻见，那有两个办法，一个是酒精擦拭后找红点刺血拔罐，一个是先拔罐 5 分钟，去罐后找最明显的出痧点刺血拔罐。刺血拔罐，我不太喜欢大面积撒网，且一般不会用梅花针扣刺出血拔罐，一定是找到应象的那个地方才刺血。

第二个，在肘膝关节附近，特别是下肢，相应刺血区找到最明显的瘀络，针头刺入静脉血管留置，让血液自然流出来。比如，肝胆的问题，我也可以在小腿的外侧，在胆经上去找瘀络，刺中一些很明显的瘀络让血流出来。

第三个，应象微络刺血，也就是在应象系统里边去刺血。手掌部应象，中指的手指头对应的是头面，那头面五官的问题，你就在中指指头去找紫红色小血管，五官分布在哪个区域，哪里就有可能会找到那个点，你去找找，看见了，再刺中它就好。

所以，根据病灶在哪里，我们就知道瘀络有可能出现在哪个地方，先想到，然后找到，最后结合患者体质和病情需要，就可以有选择性地进行刺血。举个例子，一个人心脏有问题，舌质青紫，舌尖有瘀斑，舌下络脉曲张，如果给他放血，首先应想到肘关节，如果肘关节有很多瘀络，应先放中间那根血管，这是心包经，然后再放内侧的血管，这是心经。肘关节放完血以后，如果觉得放血量不够，还可以观察心前区心脏投影这里，或者是后面的背俞穴，先拔罐看看，5分钟后把罐拿走，找几个明显的出痧点，点刺出血再拔罐留罐，这样就能放出更多血。

关于刺血，最后强调一下，以下情况尤其适合刺血：一些慢性病、久病，单纯针刺治疗效果不彻底，容易反复发作的，一定要考虑有没有忽略了瘀血的情况。如果这个病是痛有定时、定处，而且是刺痛，在夜间或静息状态下发作，白天或运动后可以缓解，那就符合瘀血特点，必须要结合刺血，配合了刺血以后，就会快速见效，而且远期疗效很好，治疗得很彻底。

我们整个极简针灸体现了两个关键词：一个是极简模式，一个是实在功夫。

极简模式，里面包含调气、调血、调经筋三种技法，分别处理的对象是特效穴、筋结点、瘀络。特效穴是在筋膜间隙层面，筋结点在肌肉层面，瘀络是在血管层面，我们在不同层面分别找到了一个治疗依据。针刺特效穴调的是气脉系统，瘀络刺血调的是血脉系统，斜刺肌肉解筋结调的是气脉、血脉的边界系统，也就是经筋系统，这是立体作战。所谓"气通血活，何患疾之不除"，气也通了，血也活了，就不用担心病治不好。

实在功夫，为什么说实在？首先，处理的对象很实在，我们是通过手的触诊和眼睛的望诊，实实在在找到的。扎的特效穴，是按压找到的；斜刺的肌肉筋结点，是手摸到的；放血的瘀络，是眼睛看到的。关键是处理完以后，疗效非常实在，疗效可预期。在治疗之前，我们想象到应该怎么做，按照想象我们又去找到了它，手触诊摸到了特效穴、筋结点，眼睛望诊看到了瘀络，这个时候其实能不能治疗，治疗有没有效，我们是知道的，而且可以预判疗效。

我们这本书中的部分知识是颠覆性的，跟你原来的认知不太一样，但是你会看到，在这种认知下，我们做一些简单的事情后身体就会有非常大的变化，这个过程会慢慢启发你思考。我很希望在这本书上给大家呈现更多的可能性，"深者见其深，浅者见其浅"，每个人都可以有自己的收获。让我们带着一颗纯粹的心，去感受这些确定性的东西，看看身体或者生命本身能够呈现多大的可能性。

心 息 相 依

"息" 与 心 有 关

在 调 气 针 法 过 程 中

要 重 视 呼 吸

针 法 的 至 高 法 则 是

法 天 则 地

随 应 而 动

针 灸 医 生 必 备 素 养

一 曰 手 感，二 曰 眼 力，三 曰 心 思

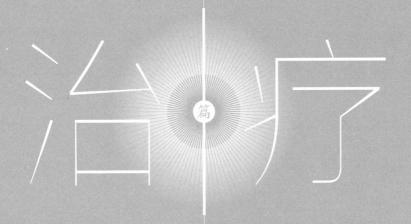

治疗篇

我们之前所讲的一切，铺垫到这里，可以开始准确落地了。我列举了十几种病，给大家分享一下治疗思路，这些病是临床很常见的，有些甚至是很顽固的，我希望大家从这些点切进去，能够看到一个全面的东西。

偏头痛

偏头痛通常表现为一侧头部疼痛，或者说有疼痛类的一些不适症状。比如，在太阳穴附近又胀又紧，甚至有人疼起来会感觉到血管的搏动，可能还会因受风、过度劳累、月经等加重。偏头痛患者，我建议要让他先去医院做个诊断，做 CT，看一下颅内有没有长东西。

①
特效穴
（三阳络、足临泣）

治疗偏头痛，我们常用的特效穴是三阳络、足临泣。

三阳络是手少阳三焦经的穴位，在前臂外侧的中间那条线上，腕横纹上 4 寸找压痛点，腕横纹到肘关节是 12 寸，分成三等份就是 4 寸。足临泣是足少阳胆经的穴位，在脚背第四个脚趾头和第五个脚趾头之间的缝隙里面，在那儿找一个压痛点就行了。

扎特效穴，一般我会习惯于在对侧取穴，右边痛就扎左边，左边痛就扎右边。

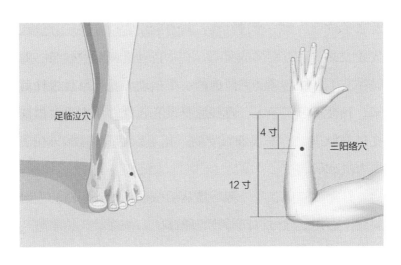

足临泣、三阳络

偏头痛可以单取三阳络或足临泣，两个穴位一起取也行。
如果是在手脚各扎一针，可以上下左右交叉来扎，比如手
上扎右边，脚上就扎左边。

解筋结
（颞侧肌肉）

解筋结，是在头部颞侧的肌肉斜刺。

你要去摸一摸，慢慢去找，因为有一些肌肉是很硬很
细的，容易被忽略，扎的时候不那么容易扎准。

在这个位置扎针，我一般习惯左手找硬结，找准了用
力按压，然后慢慢松开，左手还是按在那个地方定位，接

着右手拿针，找一个进针点，斜着刺中它。左手一直放在皮肤表面，有点轻微的压力，右手持针准确刺中硬结，那时候左手可能会感受到肌肉的一个抽动。扎完以后拔针出来，我会再落实一下，看到底有没有扎准。用左手摸摸被扎过的肌肉，本来很细很硬的，扎了以后发现软了粗了，那表示准确刺中了。

针刺的方向，我一般习惯从后往前，朝着眼睛的方向斜刺，因为这样可以同时改善眼睛的一些症状，让眼睛产生舒适感。有些人眼睛干涩、疲劳、看东西模糊、迎风流泪，特别是外眼角容易流眼泪的，在颞侧肌肉层面找到治疗的依据，这样处理一下是非常好的。拓展一下，如果是内眼角流眼泪的，我会在脖子后面正中间的项韧带上和眉头内侧这里摸一摸，找到筋结来处理，这个要分辨一下。

在头部颞侧针刺要注意，这里有很多斜行的小肌肉，同时也伴随了很多小动脉血管。一般动脉是在身体的里面看不见，而颞侧这里的动脉是看得见的，摸到颞侧有筋结的时候，要看一下这里有没有动脉，按压的时候指下有没有搏动感，如果有，就要注意避开，不要用针刺中动脉。如果不小心刺中，虽然不会发生危险，但是动脉会出点血，鼓起个大血包。

③
刺血

（头部颞侧、小腿外侧）

刺血，是在局部区域，也就是头部颞侧找瘀络。我一般习惯在患侧放血，如果是右边的偏头痛，就在右边颞侧找血管来放。

不过，放血之前，我们首先得确认这个患者是不是瘀血体质，或者说这个病发作起来是不是符合瘀血特点。像有些女性偏头痛，是在每次来月经之前痛，月经来的时候，往往有血块，排得不顺畅，这就跟瘀血有关，是适合刺血的。我们可以在颞侧找到小血管，用注射器针头戳破，放点血出来。如果血管足够粗，甚至可以扎到血管腔里面去，静脉留置针，血会一直出的。注意，我们扎的是静脉，不是动脉。在颞部这个地方，有些动脉是浮现在外面的，有时候你看到一根血管，以为是静脉，其实可能是动脉，你要去摸一摸，如果血管是搏动的，那就是动脉。如果你不小心把动脉当成静脉去刺，刺中的一瞬间，血就会飙出来的，容易把你吓一跳。万一这种事情发生了，立刻把针拔下来，也出不了什么事，但是尽可能不要制造这种场面。

偏头痛是在颞侧，属于胆经，在小腿外侧刺血的机会也蛮多的，包括足背的外侧，就是靠近第四个脚趾头和第五个脚趾头那里，如果找到一个大的血管刺血，对偏头痛也有非常好的效果。

④

延伸

（头部其他疾病的治疗）

讲完了偏头痛，我给大家做一个延伸，把头晕、头痛、头胀、头昏、晕车、嗜睡、脱发、垂体瘤一块讲了，这些病其实都是大脑供血不足的一个表现，治法都是一样的。

治疗的特效穴，是在头皮应象针灸系统的"后头区"找反应点。可以仔细摸一摸，头皮下有一些脂肪颗粒疙瘩的，这就是反应点，你就对着去扎，贴着头皮平刺，扎一针不行，就扎两针，两针不行就扎三针，把整个"脑袋"都覆盖了，头上的这些事就都解决了，这个方法很简单，也很管用。

解筋结，是在枕后肌肉斜刺。有些人后脑勺痛，头顶闷闷的，额头不舒服，甚至觉得眉头老紧着舒展不开的，在枕后这个位置的处理很重要。在这儿扎完针以后，对眼底的血液循环也有改善，一些眼睛干涩、疲劳、畏光的，甚至眼底黄斑变性，包括飞蚊症，效果都很好。

不过，在枕后这个位置针刺有危险，不要随便去扎，按照我说的方法扎才安全。首先，在后脑勺上摸到枕骨，在枕骨这个范围里面摸到硬结，然后摸一摸这个硬结的肌肉走向，它是附着在枕骨上，从外上往内下走，连在颈椎上的。然后，从枕骨上选进针点，从上面贴着枕骨往内下方斜刺刺到肌肉硬结中心。如果硬结很粗，再挨着扎两三针去覆盖，或者这一针扎上去以后，再在各个方向去刺一下，这都可以的。针刺方向是安全的，但也不要扎太深，目的是斜刺肌肉，因为肌肉不是特别深，扎到硬结就行了。处理完以后，可以留针，也可以不留针。扎针的时候，最好让患者侧卧，先扎一边，再扎另外一边，注意进针点的

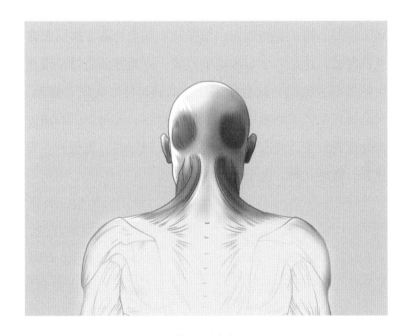

枕后肌肉组织

选取，进针的方向，贴着枕骨面斜刺，这样就可以保证针刺的安全性。

放血，有个放血的区域是非常好的，从腘窝委中穴一直到小腿后侧承山穴，看看有没有颜色发青的、血管壁鼓起来的那些瘀络，挑粗的、明显的去刺。刺完以后，如果出血量不够，还可以在中指或者大拇指上去放血，这是应象刺血的方法。有时候，还可以在大椎穴区域刺穴拔罐，这对改善大脑的供血效果也很好。

极简针灸，就是在气脉、经筋、血脉三个层面上找到确定性的东西，扎特效穴、解筋结、刺血，弄完以后基本上都有效，这是一个很确定的模式，因为按照身体呈现出来的依据去治疗，就会产生疗效的确定性。大家对解剖、穴位等知识还不熟悉也没事，能摸得到、看得到，知道怎么处理就行了，先改变思维方式、认知方式，先想到，再找到，最后扎到，这个事就解决了。

颈椎病是常见病，按照西医诊断有很多类型，比如，椎动脉型的颈椎病，因为颈椎问题导致脑部供血不足，引起头晕、恶心、呕吐；还有神经根型的颈椎病，因为颈椎问题引起的手麻等。针灸治疗，就不要分那么细了，都是一个模式来处理的。

①

特效穴

（正筋穴、正宗穴）

治疗颈椎病，我们取的特效穴是正筋穴、正宗穴。内踝尖、外踝尖连线和跟腱的交点就是正筋穴，正宗穴是在正筋穴上2寸。

在扎这两个穴位的时候，我们先让患者的跟腱自然放松，可以让他趴在床上，整个脚背搭在床边，脚面是在床的外面，脚自然下垂，或者说趴好以后，在踝关节前面放一个软垫，垫一下跟腱就比较放松了。然后，摸一摸取好穴，用针扎到跟腱里面，注意针是直刺的，不是从两边刺，直接扎到跟腱里面，碰到骨头都没事，这都是安全的。颈椎不舒服的，特别是整个脖子后面不舒服的，扎完针以后，再让他活动活动，他会觉得一下子就轻松了。

从经络循行来说，正筋穴、正宗穴是在膀胱经上，所以可以治疗脖子后面的问题，其实按照我的应象针灸思维方式去看，也能解释得通。我们想象一下，把脚后跟想象成人的后脑勺，脚后跟连着的跟腱是不是就是后脑勺下脖

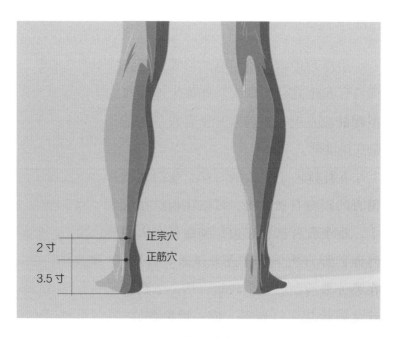

正筋穴、正宗穴

子后面的大筋？所以它可以治疗这方面的问题。

有人说，我不敢扎到跟腱里面去，怎么办？我们可以换一个地方扎，有很多可能性，千江水有千江月，在另一个应象系统里找到反应点，扎上也是有效的。比如，头皮应象里也有颈椎，前面我还讲了鼻子应象，印堂穴对应后脑勺，到山根这里就对着颈椎了，可以从眉心刺到山根，这就覆盖脖子了。如果是脖子两侧的肌肉酸痛，那么可以在这一针两侧隔开一点点再扎上去，这是很灵活的。

解筋结
（颈部肌肉、肩部天宗穴）

有人扎了特效穴后，当下脖子轻松了，但是过两天又不舒服，这可能是局部的肌肉挛缩没解决，所以我一般都会在局部肌肉斜刺解筋结。在摸到硬结以后，我扎针是从上往下斜刺，不用扎太深，因为肌肉很浅，这样斜刺是安全的。

处理完颈椎局部的肌肉之后，脖子原先很紧很硬的肌肉马上软下来了，但这还没结束。很多颈椎病患者，除了脖子问题，还伴随有肩膀不舒服。在他肩胛骨后面的天宗穴摸一下，只要这里有很粗很硬的肌肉，建议再做一下肌肉斜刺，这里的肌肉松了，远期效果就非常好了。

有些患者在斜刺肌肉解筋结以后，针感非常强，脖子活动一下就轻松了，但是局部胀痛感还在，胀得难受，这种情况下，我们可以在应象针灸系统里，找个特效穴对治一下。可以在手上找，也可以在面部找。面部应象，眉毛下面的眉棱骨对应着锁骨，可以在这附近找颈肩问题的反应点。在眉毛这摸一摸、捏一捏，如果患者感觉很疼，就顺着眉毛从内往外刺，扎一下，很快肩颈局部就不酸胀了，远期疗效也很好。

③

刺血

（大椎穴区域、腰骶椎区域、腘窝至小腿肚子）

有些颈椎病，扎特效穴、斜刺肌肉还不够，有必要再遵循刺血的原则放一下血。特别是颈椎病引起上肢麻木的时候，配合上刺血，麻木很快消失了，既解决了根源，又能把症状快速消除。那么，颈椎病刺血，瘀络容易出现在什么区域呢？

膀胱经是从颈部下去的，我们可以在膀胱经循行的腘窝和小腿肚子去找瘀络放血。在大椎穴区域和腰骶椎区域，也容易找到瘀络。大椎穴区域本来就是肩颈交界的位置，这里容易出现瘀络。腰骶椎区域因为上下相应，我们看身体中线，最上面是脑袋，最下面是尾骶椎，上下相对，脖

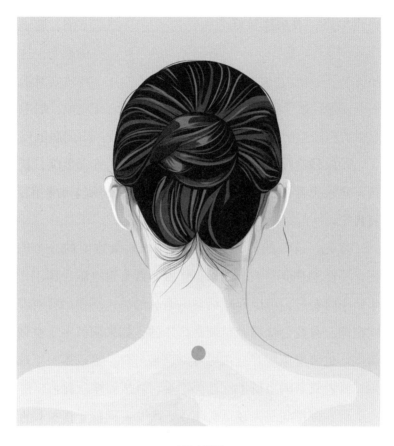

大椎穴区域

子对着的就是腰椎，所以在腰骶椎找瘀络放血，对颈部这里是有帮助的。反过来说，如果一个人腰疼，那么在枕骨后面扎针也是有效的，上下是相应的。

在腘窝至小腿肚子、大椎穴区域、腰骶椎区域，找到一些小静脉血管瘀络之后，用注射器针头刺血，可以再拔个罐，留罐15分钟，有的甚至可以留20分钟，出血量大点，效果比较好。

④ 治疗后的建议

颈椎病治疗好了以后，还有一个善后工作需要交代清楚，建议患者在生活中养成良好的习惯，不然过一两年容易再犯。

首先，持久的静力性损伤是颈椎病最重要的一个原因，不能老是低着头。如果工作就是低头看电脑，那工作半个小时左右，可以起来活动一下。然后，不要后背对着吹空调。有些公众场合空调是很冷的，如果调节不了空调温度，也要避免后背直接对着空调出风口，可以挪一下位置，或者找条围巾搭上。这都不难，养成习惯就行。

现在颈椎病越来越低龄化了，十几岁的孩子都有颈椎生理弯曲变直的，而且有骨刺。有医生说，你回家弄个智能枕头，睡觉的时候枕着睡。这个建议很好，但很多时候解决不了问题，因为没有找到它的根本原因。事实上，颈椎生理曲度变直和骨刺是在颈椎肌肉挛缩的前提下才发生的。因为颈椎肌肉挛缩，所以颈椎生理曲度被拉直，颈椎生理曲度直了之后，两节椎骨之间压得很紧，骨面受到持续的应力，身体就把应力最大的地方加固一下，这就长出骨刺了。身体是采取这个方式，来自己帮助自己。所以，治疗的时候，重点是要处理肌肉挛缩，当挛缩的肌肉松软了之后，再去睡那种智能枕头，慢慢地颈椎生理曲度就出现了，然后让他培养好的生活习惯就可以了。

我们要理解身体，培养好的习惯，这很重要。

⑤

延伸

（落枕的治疗）

我们延伸说一下落枕，落枕的治疗其实很简单。

落枕往往是受寒以后，颈椎活动范围受限制，有些动作做不了，不能低头，不能仰头或者不能转头，脖子活动到某个位置受到限制，一些地方会痛。这是一个急性的肌肉痉挛，这时候我不建议一上手就局部处理，本来肌肉就痉挛着呢，再刺激一下，很容易又痛又紧张。我们可以先在远端找个特效穴，找准扎上针以后，让他慢慢动一动脖子，再看要不要局部处理。

有些人反复落枕，这是以前就有肌肉劳损，然后又受了寒导致的。慢性劳损的肌肉急性痉挛发作的时候，我依然建议先给他扎个特效穴，不要马上进行局部处理。可以在他手上的落枕穴找痛点，或者在手掌的应象上找痛点，食指和无名指对应上肢，上肢肩关节跟脊柱结合的地方就是肩颈，在这附近找一找痛点。找到两三个痛点，就扎两三针上去，再让他活动一下脖子，很快就舒服了。然后，在局部给他照一下神灯（TDP），或者放血拔罐都可以，根据实际情况灵活处理。

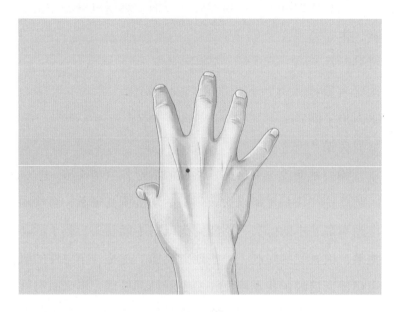

落枕穴

肩周炎，是运动系统软组织损伤疾病，主要症状是肩部的感觉异常及运动障碍。所谓运动障碍，就是有些动作做不了，活动受限了，患者会感觉异常，痛、麻、木、紧。患者如果做某个动作特别费劲，那么我们就要考虑一下，做这个动作有哪些肌肉参与，进而判断是哪个肌肉出了问题。比如，肩膀上举有困难，是肩关节上面的肌肉出了问题；要是不能背伸，那就是肩关节前面的肌肉出了问题。

肩周炎这个病，跟整体激素水平有关系，人到了 50 岁左右，就很容易得这个病，所以肩周炎又叫做"五十肩"。治疗肩周炎，我们要考虑是肩周炎急性发作，还是肩周慢性软组织损伤。急性发作是以急性炎症为主，痛得动不了，这时肌肉还没挛缩，就先不考虑扎筋结了，要先放血，然后再扎特效穴，配合上动气针法。到了后期，肩周慢性软组织损伤，痛感不明显，更多的表现是活动受限制，这时候肌肉挛缩变短了，局部解筋结就尤其重要。

特效穴

（肾关穴、条口穴透承山穴）

肩周炎的特效穴，我最常用的是肾关穴，以及条口穴透承山穴，一般是在健侧扎针，如右边的肩周炎就扎左侧，留针时做动气针法，让患者活动一下，哪个动作做不了就做哪个动作。

肾关穴是在小腿内侧，阴陵泉穴下1.5寸，这是治肩周炎最特效的穴位。条口穴是小腿前侧胃经上的一个穴位，从外膝眼犊鼻穴到踝关节前面的解溪穴是16寸，把这一

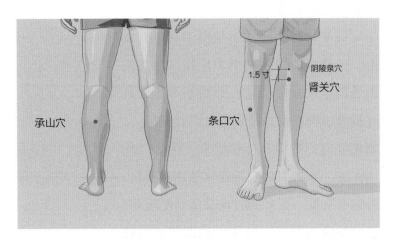

肾关穴、条口穴、承山穴

段比划一下取中点，然后上下按压找一个最痛点，这就是条口穴。在条口穴可以用2寸的针，往小腿肚承山穴的方向深刺，这就是条口穴透承山穴，治疗肩周炎的时候也常用到。

② 解筋结
（肩周肌肉）

肩周炎急性炎症期过去，痛感不明显了，患者还是做不了动作，那时候主要是肌肉挛缩了，重点就要放在解筋结这方面。肩周慢性软组织损伤，没有在局部解筋结是不行的，扎特效穴当时可能舒服了，但是过几天容易反复。

局部解筋结，我们先做运动分析，看是哪个肌肉的问题，然后在局部摸到肌肉很硬的地方进行斜刺。比如，有些人的手不能往后背伸，可能是前面的胸大肌、胸小肌出了问题，因为前面肌肉挛缩了、短了，把它给拉着，所以做不了背伸这个动作。我们摸一摸前面肌肉，如果很硬、有压痛，那就斜刺处理一下。注意把肌肉捏起来再扎，往肩膀方向刺，不要不小心扎到胸腔的肺里面去。

在肩周慢性软组织损伤里面，有一个冈上肌损伤很难处理。有些人手往上举没事，往后背伸也没事，但是胳膊抬平了很痛，手平举不了，这就是冈上肌的问题，它是肩外展运动重要的启动肌。因为冈上肌下面就是肺，还有些人先天肩胛有个窟窿的，处理起来就要非常小心，万一用针扎进去就麻烦了。在这个地方，我建议初学者干脆就不扎针了，用针头扎两个针眼拔罐也不错，或者可以摸到痛点按压一下，一边按压一边让他把手平举，这对肌肉挛缩的恢复也是有帮助的。

③ 刺血

（肘关节区域、手掌应象、小腿外侧）

肩周炎急性发作放血的机会是非常多的，因为急性炎症期，一般静息状态痛得厉害，夜间保持一个姿势久了特别疼，一般是痛醒的，这个非常符合瘀血特点。肩周慢性软组织损伤出现瘀血的可能也蛮大的，我们经常说："久病必瘀。"久病身体容易出现瘀络，如果不放血，会反反复复发作、老治不好。

我一般是在肘关节区域刺血，看痛点在哪里，循经刺血用得非常多。如果不知道循经，那也没关系，看看痛点在哪里，按照痛点延伸一条线下来，可能会在前臂上看到有异常血管，然后就可以在那里放血。

也可以应象刺血，在手掌的应象系统里面，食指和无名指对应上肢，掌指关节对应肩关节，在这附近找根血管放血，效果也非常好。特别是肩周炎急性发作，局部会有明显的炎性渗出，在这里放血有利于那些渗出的吸收，或在手掌应象找到一些小血管，放点血就有效。

还可以在小腿外侧放血。有时在上肢没有瘀络，那可以在患侧的下肢去找。有些肩周炎的患者，可以在小腿外侧找到一根血管，只要符合瘀血特点，就可以放血。有些操作是让患者站着，找粗的三棱针来放血，这个放血口大，加上患者又站着，血就很容易飙出来，飙几秒钟以后血沿着腿往下流，这样放血量比较大，肩膀很快就不疼了。但是，我不建议你这么做，因为站着放血患者容易晕针或者晕血，最好让患者躺着。

④

延伸

（网球肘、腕关节痛的治疗）

上肢的问题，我们讲了肩周炎，下面延伸讲一下网球肘、腕关节痛，这也是很常见的病。

治疗网球肘，找准筋结是最关键的。得仔细地摸，找准筋结的那个点，然后斜刺准确刺中，效果就比较好了。不过有些地方的肌肉太细了，准确找到筋结点挺难的。要是没找准，没有很好效果的情况下，可以让他做动作，看做哪个动作非常疼，然后进行运动分析，根据提示去找那个痛点。有时候，不只是要单纯处理那一点，我们还需要按照循经，一条线上去找，发现有痛点就处理一下，甚至在肘关节的上方也可以找到一些痛点。

如果有些人是有瘀血特点的，比如，夜间安静的时候，轻轻一动就痛醒了，这样的话可以在痛点附近找瘀络放血，或者循经在痛点那条线上找瘀络放血，甚至还可以在手掌应象刺血。食指和无名指的第二指间关节对应肘关节，如果在这个地方看到有些小血管，放一放血也是有效的。

有些人腕关节痛，手腕不能往后背伸，背伸就卡住了很疼，他会模糊地告诉你哪里痛，我们可以在这个位置跟着往上捋一下，如果摸到一个肌肉硬结，轻轻一弹拨，可以带动整个腕关节，就把这个筋结处理了，立马就能见到效果。可以先摸一下肌肉，找到硬结点，然后让他背伸到最大程度，他疼得不能再背伸了，保持这个背伸极限的状态，斜刺一针，准确扎到筋结，接着可以把针尖提出来放在皮下，再换一个方向刺一下，这也是动气针法。这样处理之后，甚至都不用放血，不用扎特效穴了。

腰椎病、腰肌劳损、腰痛，这些病临床非常多见，特别是慢性的腰肌劳损，这是久坐造成的。临床上，这些毛病非常好诊断，患者的主诉就会告诉你哪里不舒服，然后在相应位置上就能找到一些挛缩的肌肉，在这些挛缩肌肉上总能摸得到硬结。

在患者描述的时候，我们要留意两个非常重要的信息：一个是他做哪个动作会疼痛加重，比如弯腰的时候会加重，或者坐久刚一起身的时候会加重等；另一个是在加重的情况下，疼痛的位置是在什么地方。一定要了解这些情况，然后才可以进行针对性处理。

①
特效穴
（腰痛穴）

我们常用的特效穴是腰痛穴，它是在手背上第三掌骨旁边。按照手掌应象针灸系统，第三掌骨相当于腰骶椎。我们可以想象一下，在腰骶椎旁边缝隙取腰痛穴就行了。严格来说，腰痛穴不是一个固定的位置，要根据实际腰痛的位置，去找准这样一个痛点。

腰痛穴对应两侧的腰，所以扎腰痛穴的时候，一般会扎上两针。扎的时候可以斜刺，让针尖穿过一段距离，因为很多腰肌劳损可能是有一小段腰都不舒服，不是某一个点，斜刺一段，就覆盖一段腰了。如果是急性腰扭伤，就在这腰痛穴上扎针，接着让他活动一下腰，很快就好了。

有些患者描述痛点不是在腰椎两侧，而是在中间的脊椎上，那就不要扎腰痛穴了，一定要在中间去取穴。可以在第三掌骨的骨面上找压痛点，贴着骨膜平刺，也可以在其他应象系统，比如头皮应象里去取穴，但是一定是在腰痛对应的地方找痛点。

② 解筋结
（腰部肌肉）

在腰椎局部处理，斜刺肌肉解筋结是相对安全的，越靠近脊椎骨的越安全。如果是腰椎上面的胸椎，特别是胸椎的上半段，那个地方就要小心一点。

解筋结，要仔细研究腰痛的位置到底是在哪个区域。先用手摸一摸，找到痛点以后，再按压一下，发现有压痛问一下患者，压痛的这个位置跟平时腰痛的位置是不是同一个部位。这样才能找准具体的点，去做解筋结局部处理。

痛点在腰椎两侧的，要在腰两侧肌肉斜刺解筋结。如果腰椎正中间痛，那是棘上韧带或棘间韧带的问题，脊椎高起来的骨头尖叫作棘突，在棘突上和棘突之间摸一下，只要找到痛点就可以扎，它的韧带分布很浅，很容易扎针。

有一种腰痛，叫作第三腰椎横突综合征，它的痛点不

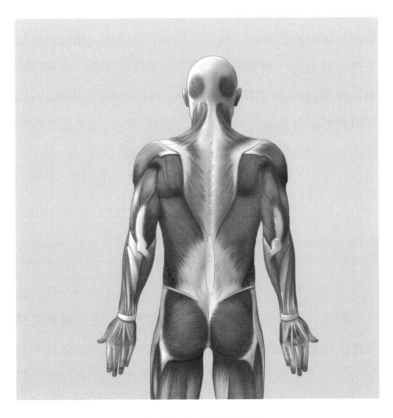

腰部及枕后肌肉组织示意图

是在脊椎上，也不是在很靠近脊椎的两侧肌肉上，而是更偏外一些，因为第三腰椎横突是很长的，位于离开脊椎挺远的位置。很多顽固性腰疼治不好，可能是第三腰椎横突的问题，医生忽略了处理，他只是按照膀胱经去扎穴位，只是处理靠近腰椎的肌肉，所以处理了半天也没治好。第三腰椎横突的地方有点偏外、有点深，用针斜刺，刺中那个点后不留针，这样是安全的。

一些常年难愈的腰痛，要去了解患者做哪个动作疼，疼的具体位置是哪里，然后去找到它。在第三腰椎横突那个地方有痛点，臀部也可能有肌肉硬结，应该一起处理，如果按照我的方式去做，可能几次就治好了。尤其注意，如果臀部肌肉紧张，一定要把它处理到位，这样整个腰椎才能完全松下来，为腰痛的彻底疗愈创造条件。

刺血

（腘窝到小腿肚）

放血，不管是在腰椎上还是腰椎两侧，我们基本上就是在腘窝到小腿肚的区域找瘀络放血。最好的放血时间是下午3~5点，因为按照子午流注纳支法，那个时候膀胱经气血最旺盛，我们在经络循行的区间内去放血，容易产生更好的效果。

如果患者是你熟悉的人，你知道他不会晕针也不会晕血的情况下，有时候为了增加放血量，可以让他站着来放血。要是心里没有底，那就让他趴在床上，刺血以后再拔罐，也可以增加出血量。

④
—— 延伸 ——
（腰椎间盘突出症的治疗）

接下来，我们延伸讲一下腰椎间盘突出症。

一个患者出现了腰椎的疼痛和活动受限，同时伴随着下肢的疼痛麻木，一般骨科医生建议做个 CT，诊断出来就是腰椎间盘突出。腰椎间盘突出在椎管那个地方造成炎症刺激，引起腰痛、下肢放射性疼痛，这个百分之八九十以上都能治好的。

但是，如果椎间盘突出的髓核很大，压占椎管很大空间，造成椎管狭窄，患者出现了间歇性跛行，走一两百米就觉得腿麻得不行，走不动了，一定要休息一下，缓一缓再走，这种情况临床相对难治。如果突出的髓核再大一点，压迫了马尾神经，患者出现大小便失禁，这种情况是治不了的。大家一定要知道轻重缓急，分清哪些病能治，哪些病不能治。

腰椎间盘突出症在急性发作的时候，首先是让患者卧硬板上休息1周。1周以内平躺在硬板床上，这一般是医生告诉你的最好办法，但是这么躺着挺消极的，可以同时采取积极办法，一边躺着一边处理。我们有两个方法，可以快速改善血液循环，消除炎症，减轻症状，一个是放血，一个是艾灸。早期这两个办法都可以用上，放血是最直接的，艾灸相对会麻烦一点。

放血，如果患者下肢放射性疼痛的区域是在小腿后侧，那就在他小腿弯到腿肚的后侧找血管放血；如果下肢放射性疼痛是在小腿外侧，那就在小腿外侧找血管放血，脚背外侧有血管也可以放血。有些人的瘀络不仅仅是在小腿下面，大腿上包括臀部也可能看到异常血管的，如果放一根血管觉得量不够，那就多找些瘀络放血，可以放到100mL以上，在急性期放血量大一点，效果会更好。如果艾灸，是用很粗的大艾条对着腰椎去灸，灸到表皮微微发热，然后一直热到里面去，这就改善血液循环了，血液循环一改善，炎症吸收得也快了。

此外，可以配合肌肉斜刺解筋结。因为很多患者在腰椎间盘突出发生之前，往往就有腰肌劳损，腰椎周围肌肉存在挛缩，变短、变硬，没有伸展性，把腰椎给拉得很紧，使得椎管空间变小，血液循环不利，炎症渗出，刺激神经根。要是在腰椎周围肌肉斜刺，让挛缩的肌肉变得有伸展性一些，不那么短，不拉得那么紧，那么椎管空间就相对宽松一些，可以为血液循环的恢复创造条件，这时再放血或艾灸加快血液循环，效果就会更好了。

我治疗腰椎间盘突出症，一般会给患者做检查，先摸一摸腰，如果腰部肌肉又粗又硬，那是腰肌慢性劳损，就要给它松一松，解一下筋结。然后，摸一摸臀部，臀大肌、臀中肌，特别是梨状肌，摸到有很硬的肌肉也要处理一下。如果不知道这些肌肉的分布走向，也没关系，患者会给你提示哪里痛，那么就在那附近摸。梨状肌筋结的处理是很关键的，坐骨神经就从梨状肌中间穿过，如果梨状肌紧张，就很容易卡压坐骨神经，造成下肢放射性疼痛。当我们找到、扎中梨状肌的筋结时，患者会有胀感，梨状肌还会抽动一下，然后胀感慢慢地放射到下肢，放射的位置跟发病感受到痛苦的位置是同一个地方。在这里处理完以后，下肢疼痛可能当下就缓解了。有时候，我还会继续往下摸，在大腿、小腿找一下有没有肌肉硬结，如果有，就一起处理了。

处理了肌肉筋结，患者就很轻松了，然后该放血就放血，最后可以扎特效穴，配合动气针法活动一下。比如，患者牵扯到大腿和小腿的外侧疼痛，这是足少阳胆经的范围，我可以在手少阳三焦经取穴，在手掌背面第四、第五掌骨之间的缝隙当中，特别是靠近手指方向的地方，找个痛点去扎针。如果患者是牵扯到在大腿和小腿后侧疼痛，这是足太阳膀胱经的范围，我可以在手太阳小肠经小鱼际这一段找痛点，扎上针以后，让患者活动一下，很快就会见效的。当然，我也可以在应象针灸系统来找相关的反应点，比如头皮应象，看一下腰在哪，腿在哪，摸到有压痛点就扎下去，配合上动气针法，也是很有效的。

腰椎间盘突出症对很多人来说是个困扰，我们现在这么一讲，大家就知道可以把解筋结、放血、扎特效穴结合起来用，只要他的症状是以疼痛为主，百分之八九十以上的腰椎间盘突出症都是可以通过针灸治好的。

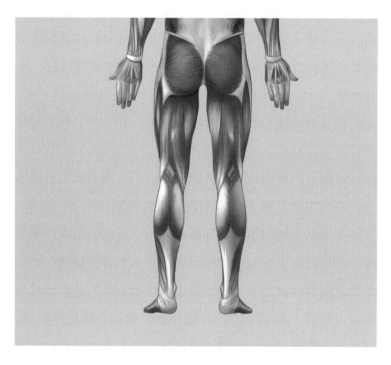

臀部肌肉组织结构示意图

最后，我要给大家纠正一个错误的认知，有医生说腰椎间盘突出以后对神经有压迫，造成了下肢的这些症状，治疗一定要复位。其实，"复位"这个概念是个伪概念，因为当年有位老前辈叫宣蛰人，他是研究软组织外科学的，当年宣蛰人做过实验，给影像学明确诊断为腰椎间盘突出症的患者做软组织松解手术，手术之中看到里面突出的髓核，直接用手术刀把髓核拨回到原来的位置上去，这个复位复得准确吧？手术之后又给他打上石膏固定，绝对地卧床休息。1个月后患者下了床，已经没有临床症状了，再拍个CT看看，那个腰椎间盘突出的髓核还在外面，已经这么精准复位，最后它还是又出来了。所以说，腰椎间盘突出的临床症状不见得跟髓核有关系，"复位"是个伪概念。可以说，通过一些复位的方法，帮助腰椎周围软组织放松，但绝对不是治疗一定要复位。腰椎间盘突出的影像学检查和临床症状也不见得有直接的因果关系，这个很重要。

股骨头坏死

股骨头坏死是种很痛苦的病，其诊断相对容易，第一有症状，第二有影像学支持。症状是髋关节疼痛，可能还会扯到大腿，髋关节活动受限，有些动作做不了，影像学一检查，会发现有股骨头结构改变及塌陷。

股骨头坏死的原因，有些是外伤摔出来的、撞击造成的，有些是长期喝酒酒精中毒，有些是大量持续地用激素。大家知道传染性非典型性肺炎吧，那个时候没有好的办法，只有给患者大量上激素，激素冲击疗法用了以后，不少人就出现了股骨头坏死的后遗症。

确诊股骨头坏死，一般医生建议手术治疗，人工置换股骨头，这个挺麻烦的，而且即使换了个人工股骨头，患者有些动作也是受限制的，生活质量不高。如果患者不愿意做手术，可以尝试争取用一两个月的时间，给他做一些针灸治疗，或许可以帮他避免挨刀之苦。我在临床中发现，股骨头坏死的临床症状跟坏死的股骨头没有必然关系，一些人通过针灸治疗，症状可大为减轻，甚至髋关节都不疼了，走路也很正常。所以，如果你的亲人有这个病情，你可以告诉他，最好是先针灸保守治疗一段时间，实在不行再考虑手术。

①
特效穴
（小指应象）

治疗股骨头坏死的特效穴，我一般会用手掌应象针灸系统里面的小指应象。

手掌应象，大拇指和小指对应人的下肢，小指的掌指关节对应的就是髋关节。先把患者小指的掌指关节拉开，拉开以后会有关节间隙，然后找根1寸的针，通过关节间隙扎到关节腔里面去，针尖抵在小指的指骨头上，这就恰恰对应着股骨那个头。这个穴位是我发现的，它是在关节腔里头，这个点是真正的股骨头应象，太神似了。

扎针的时候，一只手拉住患者小指，让患者用力对抗，把他小指的掌指关节间隙拉开，另一只手从关节间隙把1寸针扎进去，扎中关节腔里面的骨头，然后手一松，关节结合在一起，针就被很紧地夹里面了。我们可以再慢慢地捻一捻针，患者会有胀痛感，就让他带着胀痛感活动一下髋关节，配合做动气针法，症状逐渐就减轻了。

②
解筋结
（臀部及髋关节周围）

　　治疗最关键的一步，是在臀部及髋关节周围去找那些肌肉硬结斜刺。坏死的股骨头是不会引起疼痛感、引起动作受限制的，如果臀部及髋关节周围没有挛缩肌肉出现，那么里边骨头坏了也没有症状，它的症状跟肌肉挛缩有关。

　　我们要认真检查臀部及髋关节周围哪里肌肉硬，如果患者的肌肉挛缩是广泛的，用手一摸就知道了，可能臀部有，大腿的前面有，大腿的内侧也有。如果大腿内侧能找到硬结，就会发现患者躺在床上两脚相并的情况下，往两边怎么掰都不容易掰开，因为他大腿内侧都挛缩了。

　　股骨头坏死的患者，臀部及髋关节周围到处都可能有筋结，那么我们首要的任务就是在臀部及髋关节各个角度全面找准挛缩的肌肉，然后按照斜刺肌肉解筋结的方法处理。如果发现挛缩的肌肉很广泛，每次又不能扎太多，那就分批次，分成几次来治。

③
刺血
（小腿循经）

股骨头坏死是有局部缺血的，我们也可以放血改善血液循环，从而改变它局部缺血的状态。

在哪里放血呢？下肢循经找瘀络。你可以在小腿的侧面，小腿的后面，甚至可以在小腿的内侧。只要看到有明显的瘀络，那就可以去刺血。

④
症状消失后注意保养

经过这样的治疗，一般针灸扎 5 次左右，最多不用超过 10 次，患者的很多症状就会大大减轻，有些人的症状甚至会完全消失，不影响生活了。如果能达到这个效果，患者可能更不愿意做手术，他会觉得也确实不需要了。

这时候，你一定要告诉患者，这个病只是没有症状了，活动也没有问题了，但是这个坏死的股骨头，还是坏了的，股骨头还没恢复，只要是让下肢产生负重的事情，都不要去干，不要让下肢过度负重。我们要建议患者再拿出半年到 1 年时间，再做连续的治疗，定期来扎针调一调。人体的修复能力很强，有些人在症状消失、下肢没有负重的前提下，好好保养之后，股骨头会部分甚至全部修复。

我们这个极简针灸，技术很简约，疗效也非常实在。如果身边很亲近的人不幸得了这个病，我们可以拿出一两个月的时间帮他治一治，或许就能帮他免除一刀之苦。

　　膝关节是多病区，如膝关节内侧副韧带损伤、半月板损伤、髌骨磨损、骨质增生等，膝关节只要有疼痛，有活动受限，去检查能查出很多问题来。但那些症状跟骨头、软骨的一些异常变化没有直接关系，通常还是膝关节周围软组织挛缩劳损造成的，可见肌肉这个系统是多么重要。

①

特效穴
（内关穴）

　　内关穴是在前臂中线腕横纹上2寸，在对侧取穴，用手摸一摸找到压痛点，右边膝盖痛就扎左边内关穴。扎了内关穴后留针，配合动气针法活动。如果患者上楼梯疼痛加重，那么就让他做个上楼梯动作，蹲起更严重，就让他做蹲起动作。

　　记住，扎内关穴时，要慢慢进针，因为这里容易刺到神经，刺到神经后患者会麻，有过电感；针尖刺到血管会有刺痛感。扎内关穴要避免扎出过电感，那瞬间的刺激很不愉快，除非你是要刻意强刺激，否则针尖碰到了神经，就把针提出来，换个方向再去扎。

②
解筋结
（膝关节周围）

解筋结，我们是在膝关节周围找肌肉挛缩的硬结。最常见的地方，是在膝关节的内上方一两寸、外上方一两寸和正上方一两寸，这三个地方出现硬结的机会是很大的，摸到有筋结就要斜刺处理一下。针刺的时候，是从上往下斜刺，针尖朝病灶膝关节内。刺中肌肉以后，再用点力刺穿它，针贴到骨面上，稍微刺激一下骨膜，患者会产生一种又酸又胀带点痛的针感，传到关节腔里面去，处理完了以后留不留针都行。

有些老人岁数大体重又重，膝关节的负重很大，蹲起很困难，我们在找筋结的时候，可以扩大一下范围，除了在膝关节上面一两寸之间找硬结，还可以在大腿往上继续找，把整个大腿肌肉很硬很粗的地方都全面地处理一下，这对他恢复膝关节力量是很有帮助的。还有些人膝关节痛，感觉到膝盖后面伸不直，这个也简单，你在腘窝那上下摸一摸，摸到一些硬结斜刺处理一下就行了。我们根据患者的症状特点，他会告诉你哪里痛，做哪个动作痛，分析明白后，再摸到有硬结，就可以解筋结。

③

刺血

（膝关节周围、小腿循经）

放血，是在膝关节周围或者循经在小腿找瘀络，只要看到有形态比较明显的弯弯曲曲鼓起来的血管，就在这里放血，对膝关节的恢复有帮助。

有些老年人膝关节痛，可能伴随着关节腔里面的静脉回流受阻，往往会夜间痛，这个时候就在膝关节周围找瘀络放血，效果是非常好的。膝关节的很多病变，我们用这些方法就能很好地解决。

④

延伸

（踝关节陈旧性损伤的治疗）

踝关节扭伤，刚扭伤的时候，给他局部放出血，远端扎一针，配合动气针法活动一下，消肿止痛效果很快。等急性损伤好了以后，要问他是不是经常扭伤，如果是有踝关节陈旧性损伤，要检查一下是不是小腿上有筋结。

　　当我们在他小腿上找到一个点，按压之后肌肉会抽一下，而且会带着踝关节摆动一下，那就是肌肉的一个挛缩点，需要把这个点处理一下。处理完了小腿的问题后，有时候还要往上去找，摸一摸腰和臀部有没有问题。如果发现有肌肉挛缩，都要斜刺解筋结处理一下，这样踝关节会好得更彻底。

延伸
（不宁腿综合征的身心一体）

　　不宁腿综合征，症状表现是在夜间或睡眠时双腿不停地抖动，有不适感，包括腿痒、腿难受、腿发凉等，患者要不停地活动双腿，甚至下地来回走动。现在，不宁腿综合征的患者越来越多了，这个跟精神压力、情绪相关，人的身心是一体的，很多负面情绪会被肌肉记录。

　　针灸的治疗，其实就是上面说的膝关节疾病处理方法，扎特效穴内关穴、局部肌肉斜刺解筋结、小腿循经刺血。在给患者解决身体症状之后，会发现他的心情舒畅了，不纠结了，不焦虑了，睡眠也会变好，因为在这种处理的过程中，他释放掉了很多的负面情绪。

　　我在研究人身体和意识之间关系的时候，看到西方也有一些相似的研究。心理学上有个具身认知，研究人的认知和身体的关系，大家有机会可以学习一下，可以印证和加深你对针灸的理解。

胆汁反流性胃炎是常见病，有的人胆汁反流，胸骨柄后面有烧灼感，不能平卧，躺着容易恶心、呕吐。我曾治过一个很严重的胆汁反流性胃炎患者，他每天晚上睡觉，只能半卧着睡，不然胃里会有巨大的力量喷涌而上，感觉气管窒息，快要憋死了，非常要命。

① 特效穴
（胆囊穴）

治疗胆汁反流性胃炎的特效穴，我用的是胆囊穴。在小腿侧面，能摸到一个高起的骨头，叫腓骨小头，腓骨小头前下方贴着骨头边上有个穴位叫阳陵泉，在阳陵泉下2寸就是胆囊穴。

胆囊在身体右侧，一般胆囊有问题的，在右腿胆囊穴出现压痛点的概率很高，就在附近摸一摸，如果压痛点很小，那就扎一针，如果一片都有压痛点，那就多扎两针。

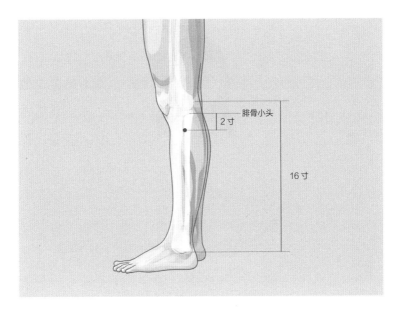

胆囊穴

解筋结

（墨菲氏点附近、中脘穴区域）

　　解筋结，是在墨菲点附近。西医体格检查有一个病理征叫墨菲征阳性，一般胆囊炎或胆结石的患者，能够在右锁骨中线与肋缘的交界处找到一个明显的压痛点，这个就是墨菲点，也是胆囊底的体表投影点。

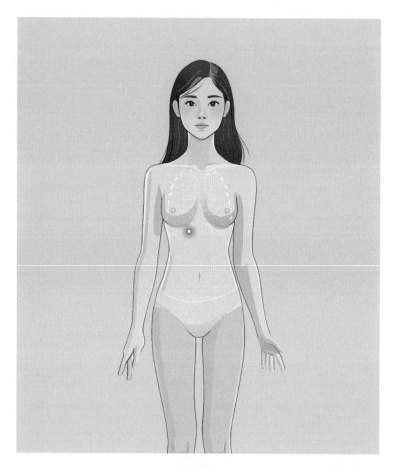

墨菲点

　　我们摸的时候，是站在患者右边，手放在患者右肋，四个手指头附在肋骨边缘，大拇指叉开顺着肋骨下面去摸痛点。仔细触摸一下，会发现底下是一块斜行的肌肉，它是有面积的，再摸一摸找到肌肉硬结的中心，就可以用针斜刺。在这里扎针是安全的，如果怕扎不准，就用短针，不用太长的针，比如 0.30mm × 40mm（1.5 寸）的针。如果肌肉硬结挺大，那就可以扎两三针。

当我们准确刺中硬结以后，患者会有酸胀感，关键是酸胀感会透到里头去，就是胆囊炎发作时感觉不舒服的位置，针尖还在肌肉里面，但是针感却透到里面去了。

解筋结的时候，除了在右肋下找，其实我也会在肚脐以上 4 寸中脘穴附近找一找。因为这个时候，我觉得胃本身也有问题了，老有些胆汁出来刺激胃黏膜，容易把胃烧坏，所以除了处理胆囊体表区域的筋结，我觉得有必要在胃的中脘穴这里也处理一下。

③
刺血
（右肋下，右小腿外侧）

放血是在右肋下压痛点附近刺血拔罐，在那个局部区域乙醇擦一下，就能看到有一些血管，如果有大的血管，你不擦乙醇也能看出来，哪根血管明显就刺两下，出血以后可拔罐几分钟。

我们也可以在右小腿外侧找瘀络放血，刺血以后也可以拔罐，效果一样好。

延伸

(慢性胃病的治疗)

现在胃的毛病，像胃炎、胃溃疡等特别多见，很大程度跟饮食有关，比如平时喜欢吃生冷的、喝冰的，晚上睡得太晚、吃得太多等。

单纯的慢性胃病，我一般会在胃的体表投影区域中脘穴附近找硬结，用斜刺肌肉解筋结处理一下。扎特效穴，就在手的第二掌骨侧全息系统中找胃的那个点，或者在腿上的足三里，包括脚背第二和第三趾骨之间摸一摸压痛点，可以选一两个扎一下，效果都是很好的。有些顽固的慢性胃病，久病必瘀，你看患者有没有瘀血特征，如果有，就在胫骨内侧的上半部分找一找瘀络，放血肯定有效。

胃病的治疗非常重要，当下这个时代，几乎没有人能回避这个问题，因为胃在身体当中属于中焦，很多病其实都跟中焦有关。比如，心脏不好的人，如果中焦堵了，你不弄好了，他心脏病就治不好。

顺便给大家提醒一下，如果一个人心脏不好，千万不要在晚上吃得过多，心脏病夜间猝死的患者，往往是跟这方面有关。我们中医有个词叫"心下痞硬"，心下其实说的是胃，胃就是在心脏下面，心脏病的患者如果睡前宵夜吃多了，胃肠系统晚上休息，吃的东西不消化堵在胃里，如果气降不下去，夜间心脏病病发的概率就非常高，很容易在凌晨3~5点发生心脏病，所以心脏不好的人千万要注意。

胃这个地方很关键，在人体的大格局里，上面是火，下面是水，中间是土，正常生理是中土斡旋、水火既济，如果胃堵了，土横在中间，上面是一派火象，口腔溃疡、晚上睡不着觉，下面是一派寒象，手脚冰冷、女性宫寒不孕、容易长肿瘤等，会产生很多复杂的病。我设计了一些方法来调理，临床上从大格局入手，不管什么病，什么患者，只要发现胃不好，一定是顺带把他胃治好，一旦把胃治好以后，很多病治起来就容易了，而且患者像完全变了个人一样，每天心情舒畅、精神抖擞的。

所以说，胃病的治疗，大格局的理念很重要，你即使没有学会更多的东西，按照极简模式把胃病治好，也已经可以解决很多问题了。

临床中，我们经常会看到一些失眠的患者，这里面很多都是有负面情绪的。接下来，我想把失眠的治疗方法给大家讲明白，再沿着失眠这个事探讨一下背后的情绪，以及我对情绪的一些认知。

①

—— 习惯晚睡，入睡困难 ——

有些人习惯晚睡，提前上床了也睡不着，或者是入睡困难、入睡很慢，这个时候，他们大多数是有颈椎病、咽喉部不适、甲状腺疾病。

· 特效穴：天根针法、印堂上1寸透刺

入睡困难，我们扎特效穴用的是天根针法，这个针法是我非常得意的一个微针调气针法，对入睡困难非常有效，而且会让焦虑的人变得平静下来。在我的认知里，大部分入睡困难的人都有一些焦虑，因为正常到了晚上，副交感神经开始工作，人应该很平静、很慵懒、很放松、很有困意的，如果睡不着，那就是交感神经兴奋了，交感神经太兴奋是会有些焦虑的。我们用天根针法，可以很好地解决这个问题。

天根针法是由两个穴位组成的：一个是水曲穴，在足背外侧第四、第五跖骨夹缝中，相当于足少阳胆经足临泣穴的位置；还有一个是三叉三穴，在手背部第四、第五指间，指蹼缘后方赤白肉际处，这个相当于手少阳三焦经液门穴的位置，我前面讲过液门治疗输尿管绞痛、肾结石往下排的案例，就是扎的这里。天根针法可以看作是手足少阳同名经取穴，调的是少阳枢机，大家可以留心运用一下。

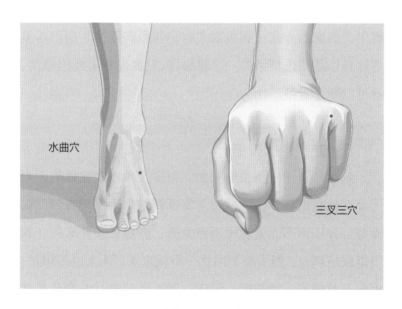

水曲穴及三叉三穴

对于入睡困难者，我还常在印堂上1寸向下透刺到印堂，甚至可以透刺到鼻子山根，这个是面部应象针灸系统里的脖子咽喉，我一针透刺下来就覆盖了，治疗就这么简单。

·解筋结：枕部肌肉、失眠穴区域

入睡困难的人，我们在临床上发现，很多人都有颈椎病，在枕部能摸到很多硬结。因为枕部硬结的出现影响了大脑供血，他的睡眠会受到严重影响，那么在枕部肌肉斜刺解筋结，这个方法就变得非常重要了。

大家知道有个失眠穴吗？它在风池穴和翳风穴中间，我们可以在那个地方找硬结处理。如果你记不住这些穴位的位置，那也没事，你就在枕后找硬结也可以。在我的观察中，焦虑的人往往在失眠穴有一些肌肉硬结，所以这里可以看作是焦虑情绪的一个投影区，只要发现有肌肉硬结，就可以顺带着解筋结。

·刺血：中指微络

刺血，是用中指微络刺血。很多人中指刺完以后，当天晚上就有困意了，之前睡觉前要调整半天，把各种气氛弄好，音乐声不能太大也不能太低，弄点香薰什么的。在中指微络刺血，到了晚上困意一下就来了，什么也不想做，也来不及做了，就想要一张床，躺下去睡觉，改变就是这么快。

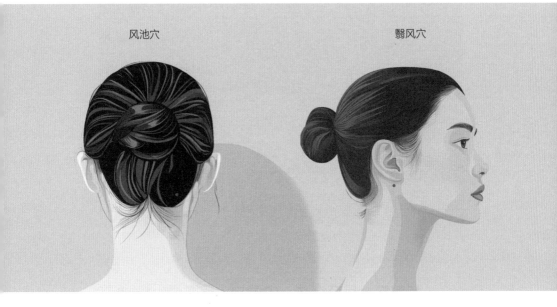

风池穴   翳风穴

风池穴、翳风穴

　　中指指头在手掌部应象针灸系统里面对应的是脑袋，大脑的额叶跟情绪情感有关，所以在中指指头这里放血，也可以治疗情绪焦虑，这是非常有效的。

②

凌晨 1~3 点易醒

　　凌晨1~3点容易醒的，多见于胸闷不舒、气短、肝气郁结。

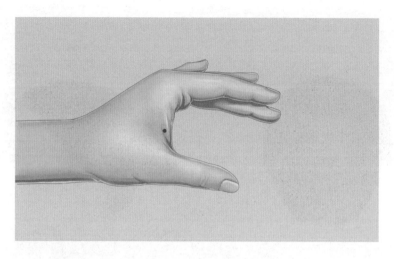

大叉穴

·特效穴：月窟针法、内关穴、印堂透山根

特效穴是用月窟针法，由太冲穴、大叉穴[1]配伍组成。微针调气化，用的是非常细的针，一般使用 0.12mm × 40mm 的毫针，它考验的是医生手下很细微的感受。在行针时，不需要考虑有没有酸胀感，针扎到了某个地方，手指下有感受，就知道这里是得气了，不用追求酸胀感，有时候患者是很舒适的。

特效穴还可以扎内关穴，或者印堂穴向下透刺山根。印堂透山根在我的面部应象体系里面，相当于天突扎到膻

---

[1]大叉穴是本书作者发现并命名的原创穴位，在食指与拇指之间指蹼缘赤白肉际中点。根据作者应象系统原理，拇指和食指对应两腿，大叉穴则对应会阴，会阴为任脉、督脉、冲脉生发之处。经临床验证，针大叉穴具调任脉、督脉、冲脉之功，可调补元神、调气温阳。

中了，这是应象针灸的一个取法。

· 解筋结：膻中穴区域

解筋结是在膻中穴附近找肌肉斜刺。如果患者在膻中穴有个硬结出现，扎一针就搞定了。

· 刺血：前胸、肘关节

刺血，可以在前胸找瘀络刺血拔罐，有时候也可以在中指上找瘀络放血，特别在中指第一节的中间找瘀络放血。在手掌应象体系里面，中指第一节对应人的天突穴到鸠尾穴附近，在这一节跟膻中穴相应的位置，能找到瘀络放个血，对治疗凌晨1~3点醒来非常有效。

③
ᐧ────── 凌晨 3~5 点易醒 ──────ᐧ

有些人是凌晨3~5点容易醒，醒来后再睡，入睡困难或睡着以后睡得浅、梦很多，这个大多数是有胃部疾病。

· 特效穴：拇指大鱼际胃区应象

扎特效穴，是拇指大鱼际应象针灸胃区压痛点针刺。前面我们讲过大拇指应象，大拇指远端这节对应头面，近心端这一节对应脖子，掌指横纹下来到掌根，整个大鱼际

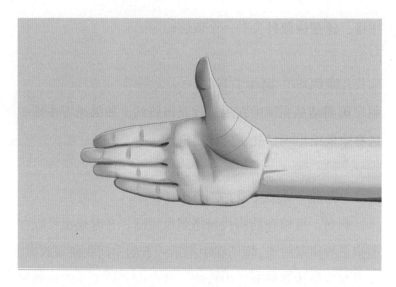

大鱼际

是对应从胸腔到腹腔到盆腔。把大鱼际分成三份，上面 1/3 相当于胸部，中间 1/3 相当于上腹部，下面 1/3 相当于下腹部，就在这个应象里，大鱼际中间 1/3 的位置找到胃区压痛点针刺。

· 解筋结：中脘穴区域

解筋结是在中脘穴区域腹壁肌肉硬结斜刺。

· 刺血：小腿前侧，中脘穴区域

刺血，有时候会在小腿的前侧找瘀络，也就是足阳明胃经的那条线上去刺血。有些胃不好的人，你摸一摸，胃这里有硬结的，斜刺肌肉解筋结以后，也可以在这里刺血拔罐。关键是拔罐三五分钟以后，你把罐拿走，会看到除解结针眼出了血以外，有些没有针眼的地方会有出痧点，你找几个明显的出痧点，用9号注射器针头点刺一下，点刺完了再重新拔个罐，留罐15分钟之后会出很多的血，这样效果更好。

④

延伸
（焦虑、抑郁的具身认知）

接下来，我想跟大家探讨失眠背后的情绪问题。当患者说是来看失眠的，你可以仔细观察，他失眠的背后往往有焦虑，也有郁闷、怨恨等各种各样的情绪。

我们的很多认知，其实是我们底层的情绪产生的，而底层的情绪又跟我们的身体相互关联。再往前追溯，底层的情绪来源于我们早期的成长过程，特别是0~6岁，最关键就是0岁。在妈妈肚子里的10个月是一个生命诞生的早期，这个时期很容易在婴儿身体里面留下烙印。我见过一个富贵公子，他是非常焦虑、缺乏安全感的一个男孩子，谈恋爱喜欢姐姐的类型，有恋母情节。他也是睡眠不好，有一次我在给他微针调气的时候，他跟我讲，脑子出现一个画面，好像回到了在他妈妈肚子里的胎儿状态，他看到当时他爸爸跟妈妈说，怎么怀上了，要不打掉他？原来他妈妈是在避孕的时候怀了他,意外怀孕后差点去流产。后来他问他爸妈,还真有这个事。他就是在 0 岁的时候,产生了巨大的不安。

有时候,我们会发现一些人脑子很聪明,什么道理都懂,但是偏偏就卡在一件事情里面,你想拉他一把,却怎么都拉不出来,真的很无奈,让他陷入其中的东西往往是在早期成长过程中的一种底层负面情绪。这个底层的负面情绪,跟肉体相互关联,就像油裹面一样。假定,我们的肉体是一团面,生下来的时候就被混入了一团油,那么长大以后就都是一团油面,你想把油从面里面摘出来,那是非常难的。作为"一团油面",大部分人认为这是正常的,只有一小部分特别喜欢觉察自我的人,才知道真正的自我不应该是这样的,真我本来是清清爽爽的,不应该有"油",但是少部分能意识到这一点的人,要想把"油"给摘出来,也是件挺麻烦的事情。

这个该怎么办呢?这么多年来,我不断地研究,去更细微地了解身体,了解人的内在,发现围绕着小周天一气周流、精气神去转化的时候,问题就迎刃而解了。我们不需要过多地探讨他这个情绪从何而来,他在生活中发生了什么,工作中发生了什么,童年发生了什么,跟谁有什么关系,只需要直接从具象化的身体入手,通过微针调气、微针治神的一些方法,就完全可以触及并释放掉底层的负面情绪。在这个意义上,我了解了关于生命的一些秘密。

　　西方对这方面也有一些很深入的思考，在哲学和心理学上提出了一个叫具身认知（Embodied Cognition）的概念，具体的具象化的身体认知，主要指生理体验与心理状态之间有着强烈的联系。具身认知缘起于哲学界对"身心二元论"的批判反思，哲学家海德格尔、梅洛·庞蒂，心理学家詹姆斯、杜威、维果茨基、皮亚杰等人在具身认知兴起的过程中发挥了重要作用，在现代认知心理学中，具身认知已经成为前沿热点。在具身认知的理论里，认知是包括大脑在内的身体的认知，身体的解剖学结构、身体的活动方式、身体的感觉和运动体验，决定了我们怎样认识和看待世界。这个很有意思，大家感兴趣可以了解一下。

　　我之前并不知道具身认知，是在临床中发现了这个规律，用它去解决问题，也把我的理解跟大家做了分享，后来我了解到具身认知后，才印证了我的一些思考。我是从事实当中找到了规律，而他们是做了一些研究，大家在不同的文化背景下，得到了一些类似的结论，这很有趣。不过，我觉得他们解决问题的方式，不如我们这么直接到位。他们解决问题的方式是，譬如你开心的时候会洋溢出微笑，那么反过来，你努力做一个微笑的表情，自然也会带来开心的心情。在不开心的时候，他们就是叫你这么干的，我觉得这不如我们针灸来得直接到位。比如，当咽喉有异物感时，我会把梅核气、慢性咽炎解读为心理疾病的躯体化投射，它代表了一些情绪，因为情绪跟身体相互关联。明白情绪跟身体的关系后，我们可以从一个具象化的身体入手，通过针灸把底层的负面情绪释放掉，从而给人带来巨大的改变。甚至，接受治疗后，他整个人的性格都改变了，变得更加轻松自在、安全舒畅，经常有莫名的喜悦。

现在失眠、焦虑、抑郁的人越来越多，而且年龄越来越低。一些很敏锐、很善良的孩子都开始觉得生活没有意义、人生没有意义，很多小孩这样，其实挺无奈的，未来可能会更多。我们有没有办法在这方面下点功夫、做点工作？当然可以，针灸是释放负面情绪的最好办法之一，当我们进入气化针灸这个层面的时候，就可以去帮助他们。不过说实话，我认为这些底层情绪基本上都是家庭环境造成的，孩子是无辜的，他的问题不是出生以后才有的，有时候甚至在妈妈肚子里的 10 个月就有。焦虑的父母，给孩子表达爱的方式会有问题的，很容易让孩子惶恐不安，从小对自己没有确定性，不敢确认自己的价值，很多孩子即使已经很优秀了，却依然觉得自己不行。

本来每个人都很干净，真我就像一面干净的镜子，世界是什么样，就能照到什么样，但是后来，镜子蒙上了灰尘，你看到的就不是真实的世界了，认知出现了偏差，只是你自己不知道而已。当把那些灰尘去掉，把情绪去掉，没有那些欲望以后，你看到的就是一个真实的世界。修行就是要去掉那些东西，去掉那些不属于真我的东西。我觉得，针灸可以作为修行的助道之品，或者说作为一个接引之品，以针演道对于修行是有帮助的。当然，这又是另外一个话题了。

涵盖乾坤

截断众流

随波逐浪

月印万川

此四句道尽针灸治疗核心秘密

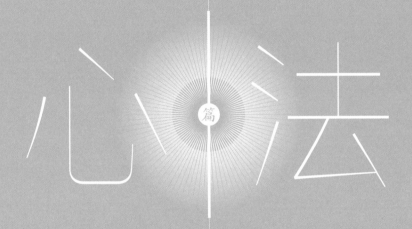

心法篇

在这一篇，我要给大家讲一下我构建的针灸体系的第一性原理，即生命的第一性原理。它可以解释已经存在的事实，可以告诉我们怎么治，先治哪儿，后治哪儿，也可以预判未来哪些能治好，哪些先好，哪些后好，所以说，从诊断到治疗，各种技法都是为它服务的，这是指导我们针灸最重要的一个顶层设计。这个生命的第一性原理，用一句话描述，就是"任督二脉，一气周流"。

针灸医生看病，一般是考虑五脏六腑、十二经络，落实到三百六十多个穴位。当大家掌握了极简针灸的基本技法和认知以后，可以在更高的立意、更高的维度上去看身体。我经常说一句话："在大格局上乾坤在握，在小细节上精雕细琢。"我们身体最大的阴阳是任督二脉，道家修炼也是从任督二脉入手的，那么，站在"任督二脉，一气周流"的角度，就可以看到身体最大的格局了。

在《黄帝内经》体系里，十二经脉是阴升阳降，手三阴经、足三阴经都是上升的，手三阳经、足三阳经都是下降的，因为它描述的是一个后天的生理过程，人的生理就是阴升阳降。那么，任脉属阴，应该是上升的，督脉属阳，应该是下降的，但是在道家修炼的体系里，采取了一个不同的思路。在人的一生中，生下来就走向死亡了，生、长、壮、老、已，这是一个自然的发展趋势，而道家修炼的目的之一是逆转乾坤，所以它要逆着来修，任脉是下降的，督脉是上升的，反过来了。通过颠倒，去实现想象中的长生不老，道家是这么去考虑的。

　　大家可以关注一下胚胎的产生。人的胚胎最开始是卵子和精子结合，受精卵慢慢地发育，到1周左右会有变化。本来受精卵是球体，一个圆圆的东西，没有上、下，没有前、后。到了1周左右的时候，开始发生变化了，它有一侧开始往内凹陷，一边凹陷着一边往两头延展，凹陷的那边慢慢变成人的腹面，这就有前后上下，有阴阳了。其实，回到生命的源头，身体本来就是一个混元的，空间上是连接在一起的，随着后天的生命活动，身体在空间上就分开了。道家修炼是非常巧妙的，虽然人生下来以后身体在空间上分离了，但是可以通过一气周流产生链接，模拟回到胚胎的感觉，回到那种圆融不二的状态，人的生命就可以达到他本来应该达到的上限。

道家修炼非常关注任脉下降，我在给人调理身体的过程中，也非常关注任脉下降，只要前面任脉通了，气降下去了，就为丹田元气的蓄积创造了条件。为什么说针灸是以通为补，因为通完了以后，气能沉到丹田，元气自然能够提升，自然达到了补的效果。

当任脉通了，气降下去以后，呼吸也会变化。深吸气可以很饱满地吸入丹田，丹田能量蓄足以后，会出现各种现象，比如女性的卵巢功能恢复了，气色好了，老年人性功能恢复了，晨勃也出现了。这时候很明显的，丹田里边暖了、热了甚至滚烫了。道家有句话叫"丹田火炽，两肾汤煎"，意思就是说丹田像火烧一样的，双肾之间像热水在沸腾一样。很多女性本来小腹凉，当她丹田能量蓄起来以后，就开始变温、变暖、变热了，再后面就是气灌涌泉、脚底发烫，脚底涌泉穴会发热发烫，有这样一个过程。

当丹田气足，气灌涌泉以后，下一步才是升上来，到了督脉。在督脉这里，会出现命门发热，甚至发烫。我们身体有两个能量中心，前面是任脉的下丹田，后面就是督脉的命门。当命门能量足了以后，就往上贯穿了，肯定是这样子的。所以，如果任脉通了，丹田气足了，督脉接下来也就通了，任督二脉就不是两个系统，而是小周天一气周流循环为一了。

小周天的通畅非常重要。小周天的打通有不同层次，早期的通畅往往是气通，一股热气的循环，在这个过程中，慢慢地在深层的身体里会伴随着一些现象出现。

我曾经遇到一个60多岁的老爷子，他刚来的时候是肠癌晚期，手术一年后又发现肝癌晚期，又做了手术。后来，我给他针灸调理，这老爷子任督二脉通了以后，感受很不一样。当时，他每天晚上到了9点就睡觉，睡到晚上10点钟的时候，在没有欲望的前提下勃起了，元阳之气恢复了，这个道家叫"活子时"。

勃起以后，怎么办呢？我就教他一招，道家修炼到这个程度的时候有个办法，吸气的时候提肛缩肾，这种感觉就像憋大便一样，吸气、收腹。我说，你晚上一旦有了这个情况，就半睡半醒做这个动作，七个一组，做两三组。后来，他就照着做了，感觉后面一股热气顺着督脉到脑袋里面去了，然后前面口水是哗哗地流下来，他咽了两口，勃起的就倒下去了。

这个老爷子现在70多岁了，身体状态还非常好，三四十年的糖尿病、高血压也都好了，都不吃药了。

　　你看，围绕着任督二脉一气周流多有意思，这是我整个针灸体系中很重要的东西。

围绕着任督二脉一气周流这个脉络，我们关注了精气神的转化，精足了化气，气足了化神，道家修炼就是炼精化气、炼气化神、炼神还虚。

道家的修炼分前行功夫、正行功夫，前行功夫就是在正式修炼以前的准备，分为两个阶段，第一个阶段是祛隐疾，第二个阶段是筑基。修道之初，先祛隐疾，所有病都好了以后开始筑基，在生理上和心理上做好准备，慢慢地，先天肾精聚足了，内心安定自在，没有任何的负面情绪了，前行功夫就完成了。站在这么高的立意上，隐疾都能治好，所以我们参照这个原理，很多病治起来就是降维打击了。

前行功夫完成以后，就是正行功夫了，修炼的第一步是炼精化气。我们通过针灸的方式，可以帮助身体打通气脉，任脉通了以后，精足就可以化气了，这个对于身体的恢复、寿命的延长，都有非常好的效果。有些七八十岁的老年人，到半夜睡觉时，在没有欲望的情况下，会有那种勃起的现象，这就是精足的表现。精足了以后化气，气足是不思食的，光喝水根本不饿，自然地进入辟谷状态。我见过有些人1个多月不吃东西，每天心情愉悦，干啥都不影响，这个过程都是通过整个针灸演绎出来的。

　　一旦到了自然辟谷的状态以后，人体会启动最深层的疗愈机制，对肿瘤的治疗效果很好。我们知道，肿瘤细胞跟正常细胞不一样，肿瘤细胞增殖很快，对能量需求很大，这是一个不乖的"孩子"，饭量又大又挑食，它的能量供应主要来自糖类。在没有后天饮食摄入的情况下，体内极度缺乏糖类，就会通过降解脂肪来产生能量，免疫细胞也会找息肉、肿块来消耗吞噬，从而可以抑制肿瘤的生长。

　　炼精化气之后，下一步是炼气化神。气足了化神，闭着眼睛，在一个黑暗的环境里面，可以看到一片光明，当光明出现的时候，往自己身体里面观照，可以看到生病的脏腑像灰暗的房间一样，你用光观照它，它会越来越亮，最后通体透亮以后，病就好了。

　　我原来在澳门的时候，给一个台湾小伙子针灸调理，他有乙肝大三阳，调了几次状态非常好，闭着眼睛能看到光，我就让他把光观照到肝，刚开始他看到里头有些地方是黑的，后来变得灰暗，最后通体透亮了，他回去检查，发现大三阳转阴了。

　　炼气化神之后，是炼神还虚。有些人会突然恍兮惚兮之间，进入一个虚空状态，不知道自己在哪里，身体好像没有了，躺在床上没有床的感觉，盖被子也没有感觉，但是他的意识还在，你问他"一加一等于几"，他当然知道，他是既在当下又不在当下，既不是睡眠又不是清醒，在虚空、现实两个频道里面切换。先天一炁自虚空中来的那种状态很奇妙，我通过针灸验证过这个事情，这都是自然产生的，非常有意思。

我在研究了丹道修炼的全过程以后，用针灸这个手段来演绎它的全过程，这就是以针演道，这是我整个针灸体系一个非常重要的逻辑。我曾经把这套以针演道的针灸调理方式，称为生命气化的级联式程序。什么叫级联式程序呢？当它充分满足了 A 条件，必然会出现 B 状况，当充分满足了 B 条件，又自然出现了 C 状况，这就是级联式的。前行功夫、正行功夫，修炼的每一步都是有方法的，每一步的目标达成都有火候、有征兆，到了这个阶段会出现几个特定现象，然后就自然转换到下一阶段。参照丹道修炼体系，我设计了很多微针调气针法。

微针调气与调息

所谓微针调气针法，是用不同穴位的组合来调整整体的气机，有斡旋中焦的，有打开心轮的，各种各样。道家修炼是怎么走的，每一步怎么调整架构，我就用不同穴位的组合形成了不同的针法，让身体产生不同的应答，围绕着小周天，我设计了整个针灸路线。通过针这个手段，按照修道的过程去促成条件，慢慢地把身体操控到这个层面。

我用了几十年的功夫去研究它，探索的周期非常漫长，这背后有一些很细微的功夫。但是，这里面技术不是最重要的，核心是以针演道的理念怎么演绎。我们得了解身体是怎么转化的，这会给传统针灸带来巨大的冲击。

微针调气的时候，我会关注患者的呼吸状态，呼吸会透露出身体的很多秘密。有人呼吸只能吸到某个位置，或者感受不到呼吸在哪里，这都是问题，你帮他调整了，他就能感受到了。传统针灸是不太关注呼吸的，但是丹道修炼特别关注调息，所以在我的针灸体系里面也是把呼吸纳入观察的。

我们用这套针灸体系开启疗愈，首先，相当于在修道的过程中祛隐疾的这个阶段，先把病给治好；然后，继续调理下去，你会发现人的情绪好了，衰老逐渐放缓，甚至有一些女性已经绝经了，扎着扎着又来月经了。这个过程就表示她的先天肾精在恢复，这套针灸体系可以帮助她修身驻颜，甚至还可以一步一步地帮助她修真。

认识生命的第一原理，回到任督二脉一气周流，回到精气神转化，这是一套高于疾病、高于技术，以生命为根本，一个关于生命运行的通用法则。在这个法则的指导下，我们可以拓展针灸的边界，就像《黄帝内经·素问·刺法论》所说："刺法有全神养真之旨，亦法有修真之道，非治疾也。"当我们转换这样一个以针演道的角度去看的时候，就会感叹生命太奇妙了，针灸太微妙了，非常有意思，非常迷人。

上 乘 的 针 法

不 刻 意 求 " 气 " 和 " 炁 "

而在于求 " 机 "

一 派 天 真 自 然

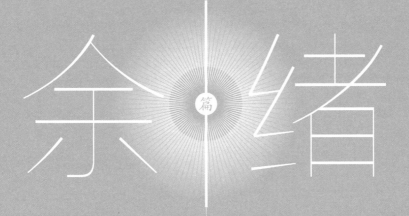

余篇绪

用极简针灸体系来治疗对很多病效果都非常好，特别是痛症。如果有一些特别顽固的、久治不愈的患者，按照极简针灸调理以后，发现临床疗效并不持久，这个时候就提醒我们，这个患者可能是阴寒体质，得同时把他的体质调理好。所以，在这一篇，我给大家补充温阳散寒、提升元阳之气、改善体质的针灸调理之法。

现在阴寒体质的人非常多，阴寒体质是怎么形成的？我认为，有先天的因素，跟遗传有关，同时跟后天也有很大关系，饮食起居、生活习惯不当，都会损耗阳气。现在，大家的生活中都有空调冰箱，如果过于贪凉，容易损伤人的阳气。另外，很多人长期熬夜，熬夜对人体阳气的损耗非常厉害，大家不要以为晚上不睡觉，白天睡觉就补回来了，你和天地宇宙逆着来，是补不回来的。还有一个耗伤阳气最重要的原因，那就是内在的纠结、挣扎，身心耗能最大的是脑子，如果你老琢磨一些事，心里纠结，放不下情绪，也会消耗很多。

我们在临床诊断的时候，会问患者怕不怕冷，很多人是怕冷的，手脚也冰凉，还有些人说受寒以后症状加重，这个对阴寒体质的辨别很重要。我们再看他的舌象，如果舌体胖大，两边有齿痕，这是典型的虚寒，阳气不足。这些患者除了有寒，可能还伴随有湿气，寒往往跟湿相关联，因为寒的人阳气不足，阳气不足对湿的运化也不好，湿气就会比较重。寒往往还跟瘀有关，寒久了以后血管是收缩的，阳气不足血液循环也不好，所以说，寒瘀经常互结，在临床上看到很多这样的情况。

阴寒体质的人，临床症状常见两种类型：一种是下寒上热，这个往往伴随着出汗的异常，他们下半身不出汗，只有上半身出汗，有些人是脖子以上出汗，有些人是前胸后背出汗，下半身都是没有汗的；还有一种内寒外热，有些患者手脚燥热，冬天都想把脚伸到外面，这个不见得是阴虚内热，有可能是内寒外热，怎么来判断呢？摸一下他的肚子就知道了，肚子是冰的、硬的就是内寒。

调理阴寒体质，我创立了一种排寒针法。

这种排寒针法，又叫气机升降针法，因为这套针法调理的就是气机的升降。把气机升降调顺了以后，让患者配合呼吸，这个时候体内就会自动产生一个排寒反应。

在排寒的过程中，有些患者一边觉得小肚子或者胃暖暖的，一边会觉得脚底是冰凉的，盖了被子都好像没盖一样；有些人脚底冒风，甚至出一些冷汗，冒风是在排风，出冷汗那是排湿气，感觉很冰就是在排寒气，风、寒、湿都在一起，都可以排出去。有些患者非常夸张，觉得腰以下到大腿整个都是冰的，随着留针时间的延长，会感觉到小腹暖意越来越明显，然后整个下肢冰的面积越来越小，原来整个大腿以下是冰的，慢慢地只有小腿以下冰了，然后只剩下脚冰了，最后唯有脚趾头冰了。如果留针时间足够久，这个过程完成以后，他的脚就开始暖了。

这个气机升降针法是扎哪些穴位呢？右门金穴、右水曲穴、左木留穴、左火主穴，最后再扎一个大叉穴。门金穴、水曲穴、木留穴、火主穴都是脚上的穴位，大叉穴是在手上。

门金穴是在脚背二、三趾之间分叉上，相当于足阳明胃经陷谷穴的位置，扎的时候是往上斜刺的。水曲穴在脚背四五趾之间分叉上，相当于足少阳胆经足临泣穴的位置，

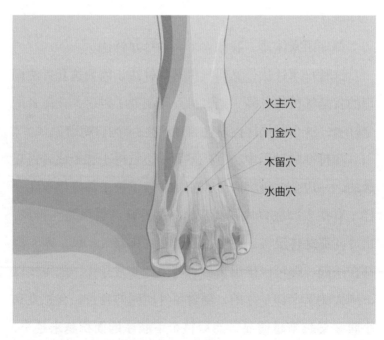

火主穴、门金穴、木留穴、水曲穴

和门金穴中间隔着一道缝。扎完右边的门金穴、水曲穴以后，再扎左边的木留穴、火主穴。木留穴是在脚背三四趾之间分叉上，火主穴是在脚背一二之间分叉上，相当于足厥阴肝经太冲穴的位置，木留穴、火主穴也都是隔着一道缝，大家摸一摸，在脚背上斜刺就可以了。注意，先扎右边的门金穴、水曲穴，再扎左边的水曲穴、木留穴。气机升降一般认为是左升右降，我们先扎降的那一边，再扎升的那一边。

大叉穴是在手部第一、二掌骨之间结合处这个位置的掌背与掌面整个厚度的中间分界线上。大叉穴是我在应象思想的启发下发现的，大家把大拇指、食指分开放在桌面上，看一下像不像两条腿站在地上？那么，第一掌骨、第二掌骨的背面就相当于人的背面，前面就相当于人的胸腹。大叉穴的体表进针点就是会阴穴了，从这里进针向上扎，第一掌骨和第二掌骨之间有个空间，最下面是盆腔，再往上是腹腔，再往上到了胸腔，在第一掌骨和第二掌骨结合部这个地方就相当于天突穴这里。

一般扎针的时候，你把患者的大拇指、食指自然分开，然后用手轻轻给他往下拉一下，把皮肤皱褶拉平了，你会看到这边是个弧形，大叉穴进针点就在弧形的中点上，同时这是在掌背和掌面这两个面的中间，也就是人的阴面和阳面的分界线上。大家知道，人的前面有任脉，后面有督脉，中间从会阴到百会就是一个中脉，那么，你从会阴穴进针，假如说你扎得靠近背面了，患者会发现腰骶就开始发热，因为靠近阳面、靠近督脉了，如果你扎得靠近背面了，患者就会觉得小肚子前面发热。

扎大叉穴的时候，我分享一个技巧：找准进针点，轻柔地进针，针尖破皮以后，让患者放松，做深长的呼吸，然后随着他的呼吸节奏，缓慢地捻转进针。当针尖碰到某个地方，患者突然间有刺痛，那是碰到他的血管了，把针提出来，换个方向再捻转进针。如果在进针的过程中，针尖碰到一个小硬结或者是一个胀痛的地方，那就不要往前走了，就在那儿轻轻地捻转一下针，不要穿过去，觉得不那么紧了，松了以后再往前走，一直扎到第一、二掌骨之间的结合处，然后再随着患者的呼吸，慢慢地退出来。从一开始扎进去到最后退出来，这是一个回合，可以循环几次，相当于是从上到下整个调了几遍。到最后留针的时候，留0.5寸左右，相当于留针到小腹里面，患者会感觉到小腹发热，这是应象的一个思维方式。

气机升降针法的思路是先降再升，这是我的习惯，我认为降下去才能升上来，如果降不下去，下面是虚的，阳气怎么升呢？没有这个能量基础的。所以，我很关注降。我调任督二脉，首先调的是前面的任脉，前面调通了以后我再调后面的督脉，如果前面的中焦阻碍了，我肯定要先把中焦打通，因为当中焦阻碍的时候，气浮在上面降不下来，下丹田元气是不足的，没有能量阳气也升不上来。所以，在用气机升降针法的过程中，有时候可以配合解筋结，在腹部中脘穴摸到有硬结就斜刺一下，有些人在肚脐两侧摸到硬结也可以斜刺。

很多人觉得寒气排完以后，气血好了，睡眠也好了，所以气机升降针法的作用还是蛮多的。

立极针法

讲完了排寒针法，我再给大家讲一个立极针法，临床上它们可以配合着来用。

立极针法是由支沟穴、太白穴这两个穴位组成。支沟穴是手少阳三焦经五输穴里面的经穴，五行属火，它在手臂外侧的中间线上，两个骨头之间，腕横纹上3寸的位置。太白穴是足太阴脾经的原穴，也是五输穴里面的腧穴，五行属土，它在足大趾内侧缘，第一跖趾关节近端赤白肉际凹陷处。

这两个穴位一个在手上，一个在脚上，扎针的时候用0.12mm×40mm的针，具体操作男女左右有别。男士针刺顺序是左太白穴、右支沟穴、左支沟穴、右太白穴；女士是右太白穴、左支沟穴、右支沟穴、左太白穴。出针的顺序呢，男士先起左支沟穴、右支沟穴，再取左太白穴、右太白穴，女士先起右支沟穴、左支沟穴，再取右太白穴、左太白穴。一般在起双侧支沟以后，我喜欢继续留双太白五分钟，起针之前我会让患者深呼吸五次，吸气入丹田，呼气吐出丹田，起针以后让患者搓手搓脸，就像打坐收功以后一样干搓脸，这就是立极针法的完整操作。

　　大家注意，这是微针调气针法，对针感不要求，这个针扎下去，不见得患者一定会有酸麻胀痛的感觉，医生手下有得气的感觉就可以了。手下得气的感觉，我的体会是这样，当我们从浅入深往里进针的时候，扎到某一个点，针尖下有那种被气包绕的感觉，再用点劲轻轻往外抽一下，会觉得它在吸你，那我们再用点劲往里面稍微按一下，就会感觉有个劲在顶着你，我认为这时候就是谷气来了，针尖与谷气相合了，这就得气了。大家如果练太极拳，体验过那种不丢不顶的感受，此时医生手下得气的感觉就类似这个。

　　所谓安身立命，身体的健康在于从真火去立极，什么

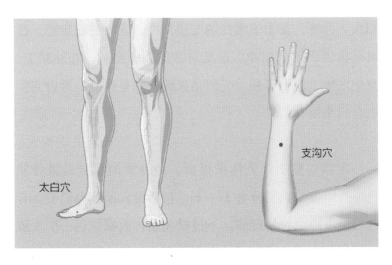

太白穴、支沟穴

叫真火呢？肾水中的火，也就是命门相火才是真火，整个人后天生命活动的推动，完全取决于命门的这一团真火，这是一个立极，这个针法的命名就是这样来的。命门相火对人身体是非常重要的，我们说："天有一轮红日，人有一息真阳。"这一息真阳就是藏在命门里，很多阴寒体质的人，命门相火是衰的，用这个立极针法给他扎完以后，他会在两肾之中命门那个地方产生感应，如命门发热发烫，有气动的感觉，所以这个针法在临床上温补命门相火非常好用。

立极针法的设穴，我是有一些理法考量的。支沟穴是三焦经的经火穴，三焦经是通向命门的，支沟穴是火性最足的一个穴位，对温补命门相火非常有用。太白穴是足太阴脾经的原穴，也是它的土穴，火足的时候是非常需要阴土培育的，太白穴藏的是至阴之土，可以涵养至阳的命门相火。另外，在子午流注纳支法当中，亥时是三焦经，巳时是脾经，巳亥相冲，这是对冲的两条经脉，相冲相克，克中求生，冲中有和。三焦是孤腑，脾是孤脏，所以它们组合起来很有意思。

在我的整个针灸体系里面，最得意的部分是微针调气，所以就给大家分享了一下，包括设穴原理也说了。有些可能不那么容易理解，不过没关系，大家知道一个大致的原理，会用就可以了，先把技术掌握了。

接下来，我想给大家奉献另外一个东西，叫"添油续命针法"，这个对提升卵巢功能、缓解衰老，甚至一些妇科病的治疗，都非常有效。现在，很多女性35岁以后就衰老了，特别是在更年期的时候，卵巢功能已经不行了，添油续命针法可以很好地帮助大家。这个方法不只是对女性卵巢功能和子宫的恢复有帮助，对男性的前列腺问题也有帮助。一些男性前列腺增生肥大的，临床症状有小便不通、夜尿频等，这个方法也管用，大家回去以后都可以找机会去用。

这个添油续命针法是解结针法，具体是在卵巢穴找筋结，向内下方斜刺子宫穴，中极穴找筋结，向下方斜刺曲骨穴。很多内脏疾病，总会在肌肉层面上找到治疗的依据，那么，只要在卵巢、子宫的体表投影区找到肌肉硬结，斜刺解筋结产生针感，放射到里面去，这就可以了。

我说一下这里面几个穴位的定位，中极穴、曲骨穴是任脉上的穴位，中极穴在脐下4寸,曲骨穴在脐下5寸,耻骨联合上缘,子宫穴是在脐下4寸,前正中线旁开3寸,相当于在中极穴外开3寸,卵巢穴就在子宫穴上1.5寸。大家可以看一下解剖图,其实在外侧的卵巢穴、子宫穴是在腹外斜肌,中间的中极穴、曲骨穴是在腹直肌,大家记下这个位置,熟练了以后在肚子上一摸就知道了。

我们要扎的不是穴位,是摸到的肌肉硬结。只要卵巢功能下降的人,在这里都能摸到硬结,而且她们肚子

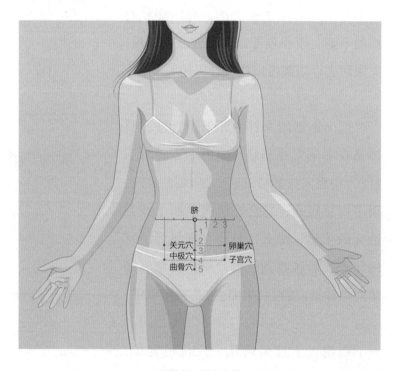

卵巢穴、子宫穴等

往往是冰凉的。在斜刺解筋结以后，患者会感觉到针感传到腹腔里面去了，她的月经量原先少的就变多了，原先月经有血块的就变得鲜红了，原先痛经的就不痛了。还有些人会觉得有瘦身的作用，把这里的肌肉硬结解决以后，肚子就小了。

在解筋结以后，你还可以配合扎上特效穴。在脚上扎太冲穴、太溪穴、三阴交，或者你只扎个太冲穴就行了，

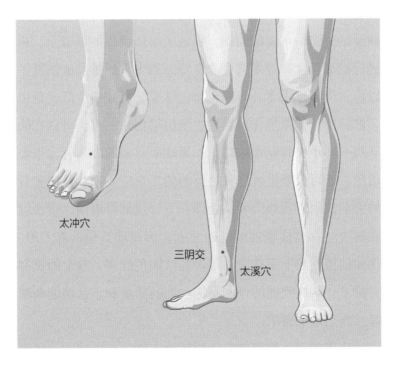

太冲穴

三阴交

太溪穴

三阴交、太冲穴、太溪穴

这是肝经的原穴，在那摸到痛点就扎上去。肝经在妇科治疗当中是非常重要的，大家看一下肝经循行，它从脚上发出来，沿着小腿内侧上来，到了小肚子里面，联系泌尿生殖系统的一些脏器，子宫、卵巢都经过，然后它到了肝里面，再往上经过乳头，继续往上就到头顶了。很多的妇科病，其实就是内分泌问题，整个女性内分泌是下丘脑—垂体—性腺轴，肝经循行完整地经历了下丘脑—垂体—性腺轴，所以调理肝经是非常重要的。

对于女性的很多问题，像月经不调、乳腺增生、黄褐斑等，得把卵巢功能调理好，把肚子周围硬的调软、冷的调暖是一个最重要的前提，在这个整体调理的基础上，再进行局部治疗，效果就会非常好。很多人卵巢功能恢复了以后，内分泌正常，月经也就正常了，乳腺增生的问题也会被解决，如果想让乳腺增生解决得更快一点，可以在胁下找一些小血管刺血拔罐，如果她来月经的时候乳房很硬很痛，还可以根据乳房和后背的前后对应关系，在肩胛骨的天宗穴附近找肌肉硬结处理一下，这都可以的，很快就能解决。在整体调理的基础之上，再调理其他的都不难，比如稍微在脸上下功夫，很快她就面色红润，脸上的斑都去掉了，解决问题的根本是把女性的卵巢和子宫功能调理好，这是最关键的。

我用的方法很简单。针刺特效穴就是扎太冲穴；斜刺解筋结就在腹部找肌肉硬结；如果放血，往往会在小腿内侧靠近内踝这个地方找瘀络刺血。女性的卵巢、子宫出现问题以后，如果有瘀血现象，往往在这个地方可以看到很多血管。在这里，我是把特效穴、解筋结、刺血结合在一起了，用的还是我们极简针灸里面的很简洁的模式，套路都一样，给大家一个思路，可以用它来治疗不同的疾病。

微络刺血术

最后，我讲一个原创的小技术——微络刺血术，这个我前面提过了，再给大家补充一下。微络刺血很好用，作用非常大，我以前讲了一句话："一滴水可以掀起惊涛骇浪。"大家千万不要忽略了这个小技术。

微络刺血主要是在手指头上，特别是中指的微络刺血，这个非常实用，可以治疗与心相关的疾病，比如心肌缺血、心律失常；与头颈部相关的疾病，比如大脑供血不足、头晕、头痛；还有身体中间前面的病，比如急慢性咽炎、鼻炎、梅核气、宫寒；等等。

中指微络刺血，具体操作是：先用乙醇擦一下患者中指，然后给它从近心端往远心端捋一下，再把手松开，在这个过程中，就容易在指腹的皮里肉外看到一些细小的紫红色血管，或者是一些小小的红点。你找到最明显的小血管或者小红点，确定位置后，乙醇消毒，轻轻地刺中它，挤出一点血就可以了。

这个中指微络刺血对于调理小孩的过敏体质效果非常棒，小孩过敏性鼻炎、皮肤过敏、支气管哮喘，1个月给他做2次，可能用不了3个月，孩子的整个过敏体质就改变了。还有，小孩胃口不好、挑食、瘦弱发育不良、夜间睡眠睡得不深、白天上课精力不集中、好动等，在中指微络刺血也很好，这个小技术操作起来非常简单，但是却有巨大的作用。

　　为什么这么一个小地方放血可以产生这么大的作用？这就是认知不同，决定了处理方法不同，产生的效果也不一样。微络刺血是我们在应象思维的认知下操作的，按照"先取象，再定位，后取应"的精神一一贯彻，它的放大效应就是一滴水掀起了惊涛骇浪！

中医这门医学，首先是一个生命的学问

它要有温度

要有人文情怀

一 个 好 中 医

最 重 要 的 品 质 是 学 习 和 精 进

结语

到这里，这本书就接近尾声了。

在本书的 6 个章节中，我给大家讲了极简针灸的三种极其简约的模式：针刺特效穴、斜刺解筋结、刺瘀络放血。介绍了应象针灸的思维方式：有病必有象，有象必有应，取应必有验，这个方式让我们可以很灵活地对治某些病症，我们还用这个极简的模式、实在的功夫，落地探讨了十几种病的具体治疗。最后，我还分享了微针调气的一些方法，可以帮助大家给患者去做整体调理。这些知识是非常灵活、非常实用的，每一个知识点都很硬核，可以解决很多临床问题，然后这些知识点联系在一起，那就更坚实了，你会发现你认识了一个辽阔的世界。

在临床上还有很多病，我们在这里没有讲怎么治，但是基于对极简模式的认知，通过一些确定性的原则，其实基本上也能找到治疗的方法。我在讲治法的时候，讲到根据病灶所在、病症所在，按照什么原则去找特效穴、找筋结、找瘀络，其实那才是核心的，不见得我们要讲多少病，而在于大家是不是把原则性的东西领会了，只要领会了确定性的原则，临床上就可以举一反三、得心应手。

以这一本小书，开启针灸之门，开始了解中医，了解我们的身体，我们的生命。希望大家可以慢慢地从小白变成一个能帮助自己也能帮助亲人朋友的自医者。所以，有条件的情况下，安全的基础上，可以来实践一下，哪怕一开始用得不是很到位，但依然会在临床上发现一些惊喜，一定要敢于实践。我讲的东西是"深者见其深，浅者见其浅"，每个人看了都会有收获，但是你要用出来，才会变成自己的东西。

大家在用的时候，要知道在不同阶段，治疗重点不同。我建议首先解决主诉问题，后面再考虑整体调理，在这个过程中要和患者充分沟通。比如，我一般看病的流程，是先通过电话和患者聊一下，了解他的主诉是什么，接下来我会和他约1个小时专门面诊，这1个小时没有任何复诊的患者打扰我，我通过望诊、触诊去做诊断，这个时候我就知道能不能把他治好了，怎么治，先治什么，后治什么。面诊以后发现没问题，接下来我才会跟他约时间做治疗，一般就是治疗3次，不会超过5次。三五次治疗以后，基本上对方也知道我能不能搞定了，这时候我会非常认真地告诉患者，未来大体需要几个月，一个月做几次，我能帮他解决到什么程度，我会把未来可能发生的一切告诉他，给他一个预期。这样对方就很清晰他的时间成本，还有疗效的性价比，大家也都很坦诚，彼此信任，治疗的时候一起全力以赴。

我们极简针灸很简约又很辽阔，从底层逻辑开始，每一层逻辑都是确定的，都是能验证的，简单又挺高级。它是一个很确定的模式，要处理哪个地方，手摸得到、眼睛看得见，而且疗效是快速的，扎上去就有效，非常实在，初学者都能很快上手，很快建立临床的信心。但是，大家要知道，这个阶段只是针灸入门，你要调理复杂的病，光会这些还远远不够，还需要继续学习。

我原来在澳门行医的时候，有个美国来的小伙子，他有一只眼睛失明了，连光感都没有，找到我来给他针灸。我给他治了三五次以后，开始有一点光感了，后来他就每年凑点钱攒个假，从美国到澳门找我扎针，在三四年以后就有了一点视力，能看到东西了。这个治疗的关键，是我在远端的交信穴附近找到压痛点，用细针激发了循经感传，一股热气在他身上一点点地往上走，热气到了眼底的那一瞬间,他没有光感的眼睛一下就看到光了。接下来的治疗，也让眼睛恢复了很弱的视力，就是从 0 到 1 的突破。医生手下有细腻的功夫，可以激发循经感传，这是我们针灸入门之后要学习的第二阶段。

在手法里面，我们传统针灸还有一些补泻手法的操作规程，比如迎随补泻、呼吸补泻，更高级的还有烧山火、透天凉，但是，在我的针灸体系里面，是没有这个东西的，我很少用这些补泻手法。在我的认知里，针灸是以通为补，针灸治疗是顺势而为，了解身体是怎么运作的，顺着身体的大趋势去帮助，知道堵到哪了，给它通开就完了。所以，我经常说一句话，温补法的第一要义，就是气血流通即为补。你顺势而为，气血流通以后，自己就补上去了，一通百通。

当你手下有非常细微的功夫了，你的手很敏锐，到了可以用一根柔软纤细的针探索身体，跟身体对话的时候，就可以进入第三个阶段——微针调气化了。这个微针调气化在我当年提出来的时候，很多做传统针灸的人都说这是歪门邪道，经过很多人实践，大家都体验到了气化反应之后，微针调气化才慢慢被接受。

所以，大家学习针灸，首先是从技能入手，从身体入手找到确定的依据，然后慢慢往前走，一步一步地走入非常微妙的境界。极简针灸只是开启针灸入门而已，前面还有很美妙的风景等着你。记得在老子《道德经》里有这么一句话："以正治国，以奇用兵，以无事取天下。"非常有意思。我也非常期待更多的人能从针灸入门到以针演道，拓展针灸的边界，行祛疾之术、演续命之法、循转运之势、合修真之道。

在这本书的最后，我送给大家两句话。

第一句："子曰：'志于道，据于德，依于仁，游于艺。'"

我觉得孔子说得太好了，这句话非常符合我们针灸这个行当，大家内心有一个人生的目标、修道的目标，同时有道德底线、职业操守，内心还保持着一颗悲悯之心。针灸这门技术用玩儿的心态去干，玩着玩着就玩精了。所有的疗愈都是身体的自我疗愈，在这个过程中，你只是帮助身体启动了一下，是身体自己治好的，你的出现、你的治疗只是因缘，我们要对生命、对人生充满敬畏。我们的东西也不是最顶级的东西，不是"天花板"的东西，甚至我教给你的东西也不是我的，它只是通过我呈现出来而已。用这个心态去看世界，我们可以不计较一些东西，更好地做到"志于道、据于德、依于仁、游于艺"。

第二句："世界之大，不逾眼界之开阔；眼界之宽，莫若针尖之微茫。"

这句话是我写的，我觉得这个世界是怎么样的，取决于你的认知是怎么样的，当你打开自己的眼界，心胸也会随之辽阔无边，你的眼界宽阔了，看问题有高度了，手拿着一根细微的针，通过微茫的针尖，就能解决很多问题。我曾经把针灸的全过程解读为"一根针的修行"，这根针有生命、有灵性、有呼吸、有微微的律动，此针借助我手、我心，达成自我的修行。所以，我对手中这根针，心存敬畏。

用一根针，我们可以祛疾，可以续命，可以修真，以纤毫针，演微妙理，行总持法，开方便门。与诸君共勉！

曾经有几年，准确地说，应该是在 2003
年 -2011 年这 8 年间，我的整个思维处于某
种巅峰状态。我专注于针灸，痴迷于某些神
奇现象的探索，常常在夜里读着书，想着问
题，在不知不觉中睡着，又每每在梦境中有
灵感乍现，猛然惊醒，奋笔疾书，将答案记
录下来。那个时候，我养成了一个习惯，睡
前在床头放一个笔记本。我发现，很多事情
的答案，不是我们努力去找到的，而是我们
在心里做好了准备，在某些电光火石般的刹
那，答案自己呈现出来的。学问如此，人生
亦大抵如此。这是一段美好的时光，我被某
种微妙的体验萦绕着，心头充满了隐秘的、
想找人分享的、偷偷的快乐。

而在此之前，从 2001 年起，当我在北
京中医药大学读研究生的时候，即已开始在
国内公开传授董氏奇穴。随之而来的这 8 年，
我身处莲花宝地——澳门，并深深地隐藏在
自己的世界里，这是我学术体系形成的最重
要阶段。我遇到过压力，还有人生的瓶颈，
但是在我心底有个声音告诉我：沉住气，我
的时代就要来了，做好准备迎接它吧！

其实，在那个时候，我已经放下了很多

东西，包括董氏奇穴。在最初几年，我还是小心地以董氏奇穴为主，谨慎地把自己探索的一片领地慢慢地、一点点展现给大家。我真正完全放开自己，在学界公开分享我的全新发现，是在2010年之后。2010年的11月1-2日，为了纪念董景昌先生逝世35周年，我在青岛举办了"首届董氏奇穴针灸高峰论坛"，这是一次声势浩大的学术盛举，也是我的学术分水岭。之后，发生了一些小小的人生事件，让我沉淀下来，思考未来的方向。

彼时，我人生最重要的一位导师——南怀瑾先生也已经出现在我的面前。初识南怀瑾先生，是在2009年12月的某一天，我应邀前往太湖大学堂为南怀瑾先生针灸。南怀瑾先生曾就修行者如何解脱和放下开示过我，他还说："通一切法，彻万法源。"从此，我开始面对真实的自己，与学界同仁分享我探索的微妙法门——针灸炁化门。

在写这篇后记的时候，我重新回顾了一步步走来的艰辛和喜悦。记得数年前，我与一群好友驾车探险，穿越贺兰山，直抵腾格里沙漠。那天深夜，微醺中我们在大漠高歌。当烟花在深邃夜空中灿烂升起，我想到了漫漫人生亦如这刹那的惊艳！当下感慨万端：今夜如何安歇？马兰花开，大漠无言，皆与风月无关。风沙沉寂，星光无边，酒过三巡，篝火点燃，情怀哽咽，诗歌遥远。我看到了触手可及的那片天。我在今夜死去，我在彼岸绚烂。

是夜，我写下这段文字，作为本书的后记，回望来路，我看到有些东西在岁月深处熠熠闪光。

记得 2018 年的那个 6 月，鸿歌高考前夜，我辗转难眠，为他写下一首诗歌《六月，六月》。

六月，风吹过来，

麦浪翻飞，

月亮的影子落下，

天上的云呼啸而过，

深夜里，我听到一声叹息，

有一个小孩穿越黑夜，

提一盏灯，

照亮所有的暗示。

当您读完这本书，也请把我当成这个暗夜里提灯的孩子。

2024 年 2 月 14 日

常波整理旧文于杭州醴泉居

作者 —— 左常波

字涵之，号醴泉山人

广州中医药大学针灸专业博士生导师

上海中医药大学客座教授

澳门针灸学会会长

北京中医药大学首期临床特聘专家、学科建设带头人，广东省中医院主任导师

在广州中医药大学创立"左常波国际针灸研究中心"。2015年创立中医公益基金会：上海懿德中医发展基金会

浸淫传统针灸、参悟方外奇学、旁鉴丹道精华，创立了一套以针演道的针灸体系——针灸炁化门

扫码关注
左常波最新动态
领专属读者福利

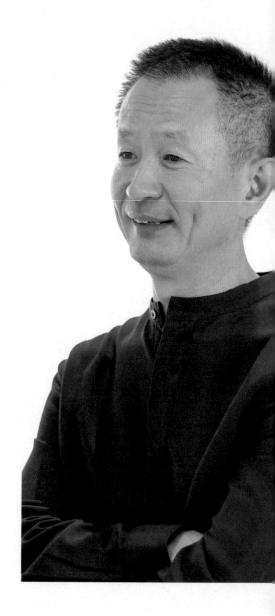

针道

极简针灸视域下的生命秘密

作者 _ 左常波

产品经理 _ 余雷　　装帧设计 _ 朱赢椿　　助理编辑 _ 孙小芳

技术编辑 _ 顾逸飞　　责任印制 _ 刘世乐　　出品人 _ 贺彦军

鸣谢

刘观涛　张尹亭　陈剑城　刘晨希　建木医社

果麦

www.guomai.cn

以 微 小 的 力 量 推 动 文 明

图书在版编目（CIP）数据

针道：极简针灸视域下的生命秘密 / 左常波著.
昆明：云南科技出版社，2025. 1. -- ISBN 978-7-5587-
6230-7

Ⅰ．R245

中国国家版本馆CIP数据核字第2025QX8021号

针道：极简针灸视域下的生命秘密
ZHEN DAO：JIJIAN ZHENJIU SHIYU XIA DE SHENGMING MIMI
左常波 著

出 版 人：温　翔
责任编辑：代荣恒
装帧设计：朱赢椿
责任校对：秦永红
责任印制：蒋丽芬

书　　号：ISBN 978-7-5587-6230-7
印　　刷：天津裕同印刷有限公司
开　　本：710mm×955mm　1/16
印　　张：16.5
字　　数：140千字
版　　次：2025年1月第1版
印　　次：2025年1月第1次印刷
定　　价：88.00元

出版发行：云南科技出版社
地　　址：昆明市环城西路609号
电　　话：0871-61434521